한의사
어떻게
되었을까
?

꿈을 이룬 사람들의 생생한 직업 이야기 50편
한의사 어떻게 되었을까?

1판 1쇄 찍음 2023년 4월 10일
1판 1쇄 펴냄 2023년 4월 17일

펴낸곳	㈜캠퍼스멘토
책임 편집	이동준 · 북커북
진행 · 윤문	북커북
연구 · 기획	오승훈 · 이경태 · 이사라 · 박민아 · 국회진 · 윤혜원 · ㈜모야컴퍼니
디자인	㈜엔투디
마케팅	윤영재 · 이동준 · 신숙진 · 김지수 · 김수아 · 김연정 · 박제형 · 박예슬
교육운영	문태준 · 이동훈 · 박흥수 · 조용근 · 황예인 · 정훈모
관리	김동욱 · 지재우 · 임철규 · 최영혜 · 이석기
발행인	안광배

주소	서울시 서초구 강남대로 557 (잠원동, 성한빌딩) 9층 ㈜캠퍼스멘토
출판등록	제 2012-000207
구입문의	(02) 333-5966
팩스	(02) 3785-0901
홈페이지	http://www.campusmentor.org

ISBN 979-11-92382-21-0 (43510)

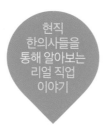

현직
한의사들을
통해 알아보는
리얼 직업
이야기

한의사
어떻게

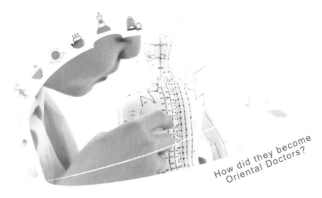

*How did they become
Oriental Doctors?*

되었을까?

CampusMentor
캠퍼스멘토
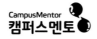

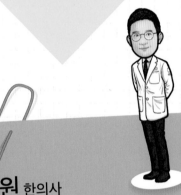

"도움을 주신
한의사들을
소개합니다"

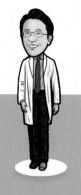

박정석 한의사

- 현) 한담한의원 원장
- 대전대학교 한의학과 겸임교수
- 자연채한의원 원장
- 장성군 보건의료원 공중보건의
- 나사렛한방병원 일반수련의
- 한의학박사
- 교육학석사(상담심리 전공)
- 대전대학교 한의학과 졸업

민중원 한의사

- 현) 어울림한의원 원장
- 화성 해오름한의원 진료원장
- 존스킨한의원 분당본점 진료원장
- 서울 충남한의원 진료원장
- 영암군보건소 공중보건의
- 원광대학교 한의과대학 대학원 석·박사
- 원광대학교 한의과대학 학사

소속학회
- 대한 한의학회, 대한 동의생리병리학회 외 다수

논문저술
- 「황칠나무추출물이 중추신경계에 미치는 영향」 외 다수

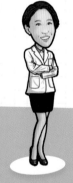

이은 한의사

- 현) 여우한의원 원장
- 이래한의원 원장
- 성지요양병원 한의과 원장
- 만당한의원 원장
- 대한스포츠한의학회 기획위원
- 대한동의보감학회 정회원, 대한한방부인과학회 정회원
- 우석대학교 한의학과 졸업
- BBU 필라테스 지도자 자격증 이수
- 저서 「옆집한의사 으니언니의 성상담소」
- 유튜브 채널 '언니네 성상담소' 운영

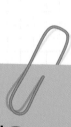

김성록 한의사

- 현) 터한의원 강남점 진료원장
- 성남한의원 진료원장
- 자연안에한의원 연산점 진료원장
- 열린한의원 진주점 진료원장
- 진주시보건소 공중보건의
- 척추신경추나의학회 회원
- 대한응용근신경학회(Applied Kinesiology) 인정의
- 대구한의대학교 한의학과 졸업

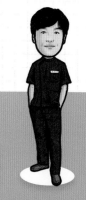

김영서 한의사

- 현) 올치(All治)한의원 원장
- 함평군 나산보건지소 한의과진료실 한의과장
- 해오름한의원 진료원장
- 물빛한의원 진료원장
- 김영서 처방공부법 튜터링 강의 진행
- 김영서 실전본초학 강의 진행
- 중의학서적 '화울발지' 번역 중
- 경희대학교 한의과대학 사상체질의학 석사과정
- 우석대학교 한의과대학 수석 졸업

학회활동
- 김영서 처방연구회 회장 외 다수

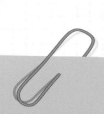

황규상 한의사

- 현) 전라남도 순천시 다우한의원 진료원장
- 원광대학교 한의과대학 부속 전주한방병원 전공의
- 전라북도 진안군 마령면보건지소 한의과 진료실
- 대한공중보건한의사협의회 학술위원
- 한방내과 전문의- 원광대학교 한의과대학
  일반대학원 박사
- 원광대학교 한의과대학 졸업

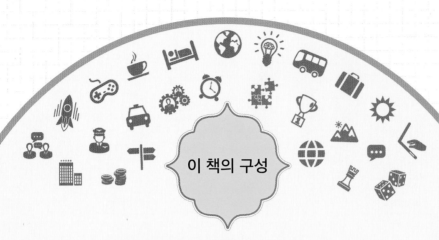

이 책의 구성

Chapter 2

한의사의 생생 경험담

Chapter 3

예비 한의사 아카데미

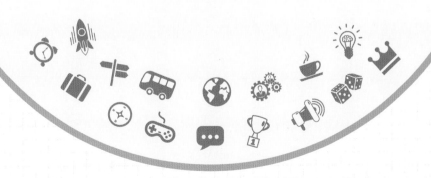

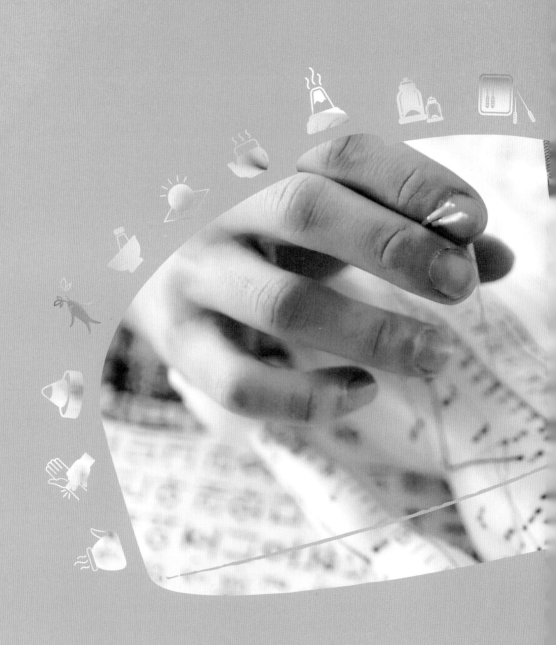

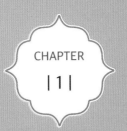

CHAPTER
| 1 |

한의사,

어떻게
되었을까
?

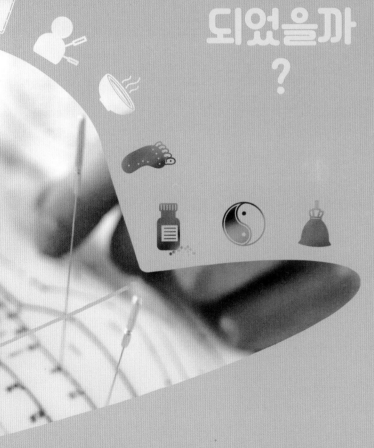

한의사란?

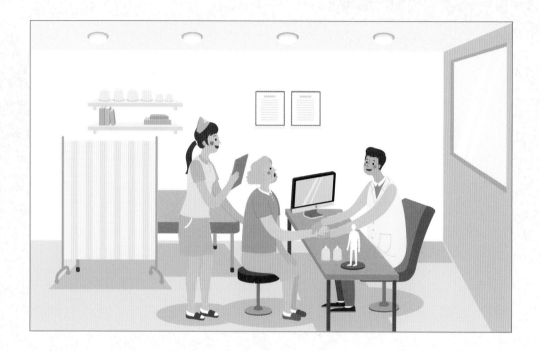

한의사(韓醫師, Doctor, Korean Medicine Doctor, Doctor of Korean Medicine)**는** 대한민국에서 의사와 함께 의료인을 이루는 직군이다. 한방 의료와 한방 보건 지도를 임무로 하는 의료인이다.

- 한의사는 한약과 침술 등 한방 의료 원리 및 기술을 바탕으로 인체의 질병과 장애를 진료하고 예방한다.
- 한의사의 진료 방법은 환자의 얼굴색이나 피부 윤기, 혀 등을 눈으로 관찰하는 망진, 환자의 말이나 호흡, 기침 등의 소리를 듣고 하는 청진, 환자의 질병 발생 과정 및 증상을 묻는 문진, 맥을 짚어보거나 신체를 눌러보는 절진 등의 방법이 있다.
- 환자의 상태에 따라서 한약재를 처방하여 탕약(湯藥)으로 달이거나 침, 뜸(구), 부항(附缸), 물리치료, 수기요법(手技療法) 등의 치료법을 사용하여 치료한다.
- 침술을 사용하며, 대개 인체 내 기혈의 통로인 경락에 자극을 주기 위하여 피부, 근육 등을 깊게 혹은 얕게 찌른다.
- 환자의 척추나 경혈 부위 등을 손이나 기계를 이용하여 치료하는 추나(推拿), 전통적으로 계승되어 온 민간요법 및 식이요법 등의 치료 방법을 사용하며, 냉·온팩을 이용한 찜질 및 다양한 기계를 사용한 물리치료를 한다.

출처: 커리어넷

한의사의 직업전망

향후 10년간 취업자 수 전망

(연평균 증감률 %)

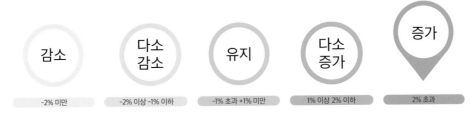

감소	다소 감소	유지	다소 증가	증가
-2% 미만	-2% 이상 -1% 이하	-1% 초과 +1% 미만	1% 이상 2% 이하	2% 초과

향후 10년간 한의사의 고용은 증가할 것으로 전망된다. 「2019-2029 중장기 인력수급전망」(한국고용정보원, 2020)에 따르면, 한의사는 2019년 약 18,000명에서 2029년 약 23,000명으로 향후 10년간 4,000명(연평균 2.1%) 정도 증가할 것으로 전망된다. 한국보건의료인국가시험원에 의하면 한의사는 2020년 744명, 2019년 721명 그리고 2018년 797명이 합격하여 최근 3년간 연평균 약 754명의 한의사가 배출되고 있으며 면허 취득자 중 상당수가 한의사로 활동할 것이므로 향후 한의사의 수는 계속 증가할 것으로 예상된다.

전망요인	증가요인	감소요인
인구구조 및 노동인구 변화	· 고령인구 증가	· 저출생
가치관과 라이프스타일 변화	· 건강에 대한 관심 증가 · 건강관리 및 의료 비용에 지출 증가	· 건강보조식품의 다양화
산업특성 및 산업구조 변화	· 한의학 접목 산업 확대 및 의료 기술 수출	
법·제도 및 정부정책	· 건강보험 적용범위 확대	

인구의 고령화, 생명 및 건강 중시 의식변화 등 보건의료 환경의 변화로 질병의 치료보다는 질병예방·건강증진·건강보호·재활 등 사전 예방적이고 포괄적인 보건의료 서비스에 대한 수요가 증가하고 있다. 특히 웰빙 문화에 관한 관심도 높아져 아토피, 비만, 산후부종, 스트레스 감소 등을 위한 자연주의 치료 방법이 주목받게 되었고, 이는 한의학 수요 증대로 나타나고 있다. 또한, 의료비 경감을 위한 한약의 건강보험 적용 확대와 휴대 및 복용을 간소화하기 위한 한약제(정제

캡슐) 개발 등 한의학의 대중화가 진행되고 있어 한방 의료의 수요 증대가 기대된다. 한의원 수는 지속해서 증가하여 2013년 1만 2,816개소에서 2018년 1만 4,329개소로 5년 사이에 약 11.8% 증가하였다.

또한, 한의학 건강보험 적용 확대, 한의학 표준임상진료지침 개발 및 보급 등도 함께 추진되어 한의학의 시장 및 업무영역이 확대되는 추세이다. 이 밖에 한의진료 영역이 확대되면서 한의학을 소재로 한 한의의약품, 식품산업 등이 발전할 것으로 예상된다. 특히 건강관리, 비만관리 등 예방 측면에서 한의학의 수요가 증가할 것으로 보인다. 세계적으로 전통의약에 관한 관심과 수요가 증가하면서 국내 한의사들이 미국 등으로 진출하고자 노력하고 있고, 정부에서도 우리의 전통 한의약이 세계시장으로 진출할 수 있도록 지원하고 있다. 의학 선진국인 미국에서는 한의학 연구를 하고 있으며 러시아, 슬로바키아, 터키 등 유럽지역과 중동에서도 한국 한의학에 관한 관심이 높다. 종합하면, 고령인구 증가, 한의학 접목 산업 확대 및 의료기술 수출, 건강보험 적용 범위 확대 등의 영향에 따라 향후 10년간 한의사 취업자 수는 증가할 것으로 전망된다.

출처: 워크넷

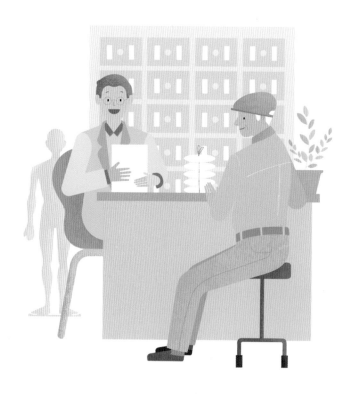

한의사가 되려면?

　한의사가 되기 위해서는 한의대에서 한의학을 전공하여야 한다. 한의대는 한의예과 2년, 한의본과 4년 총 6년 과정으로 되어 있다. 다른 분야의 학사학위 또는 석사학위를 소지한 경우 한의학전문대학원에 입학하여 4년 동안 교육을 받으면 한의사 시험에 응시할 자격이 주어진다. 또한 한의사 면허를 취득한 후 수련 한방병원에서 인턴 1년, 레지던트 3년 과정을 거친 후 전문의 자격시험에 합격하면 전문의 자격증을 취득할 수 있다.

　한의학과가 개설된 11개 대학교(경희, 동국, 동의, 대구, 원광, 대전, 가천, 동신, 우석, 상지, 세명)와는 별도로 2008년 처음으로 한의학전문대학원이 부산대학교에 신설되었다. 한의학전문대학원에 입학하기 위해서는 한의학교육입문검사인 OMEET(Oriental Medical Education Eligibility Test)를 응시해야 한다. 한자능력이 필수적인 만큼 국가공인한자능력검증시험 2급 이상인 자로 응시를 제한하고 있으며, 일정 기준 이상의 대학 평점, 학부에서의 선수과목 이수, 면접 등으로 신입생을 선발하고 있다.

■ 관련 학과
한의예(학)과, 한의학전문대학원 등

■ 관련 자격
한의사 국가면허(한국보건의료인국가시험원)
전문의((사)대한한의사협회)

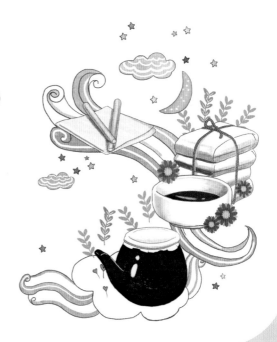

■ 한의사 시험정보

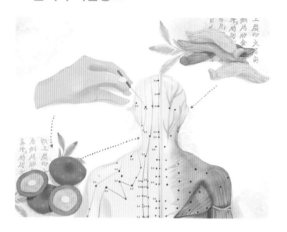

• 개요

- 한의사는 국내 한의대을 졸업하고 한국보건의료인국가시험원에서 매년 1회 시행하는 국가면허시험에 합격한 후 보건복지부장관으로부터 한의사 면허를 발급받아야 한다. 외국 한의대를 졸업한 자인 경우, 보건복지부장관이 인정한 대학일 경우에만 한국 한의사 국가시험에 응시할 수 있다.

• 수행직무

- 의료법상 한의사는 한방 의료와 한방 보건지도에 종사함으로써 국민 보건의 향상을 도모하고 국민의 건강권 확보에 기여함을 사명으로 함.(의료법 제2조제2항제3호)

- 한방진료를 통한 치료와 보건 증진뿐 아니라 창의적인 연구와 인접 학문에 대한 지식을 배양하고 협력하여 의학발전에 기여함.

- 전문적인 지식과 경험을 바탕으로 보건의료 전문가로서 국내외의 보건행정 정책과정에 참여하여 국민의 건강권 확보에 기여함.

출처: 커리어넷/ 워크넷/ 한국보건의료인국가시험원

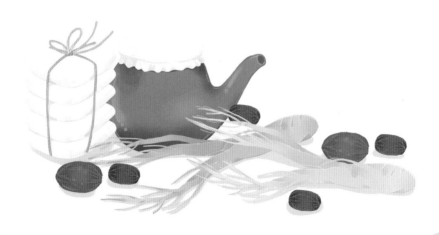

한의사의 진출 분야

- 한의사국가고시에 합격하여 한의사면허를 취득하면 종합병원, 병원, 의원 등에 한의사로 고용
  될 수 있다.
- 면허 취득과 동시에 한의원을 즉시 개원할 수도 있고, 인턴 1년, 레지던트 3년을 거쳐 특정 분야
  의 한의사전문의가 될 수 있다.
- 국가공무원(보건복지부, 식품의약품안전처 등) 국내행정기관의 보건행정 분야에서 연구 및 행
  정 업무에 참여할 수 있음.
- 국책연구원(한국한의학연구원, 한국보건사회연구원 등) 국내 연구기관의 보건행정 분야에서 연
  구 및 행정 업무에 참여할 수 있다.
- 국제공무원(WHO 등) 국제기구의 보건행정 분야에서 행정 업무에 참여할 수 있다.

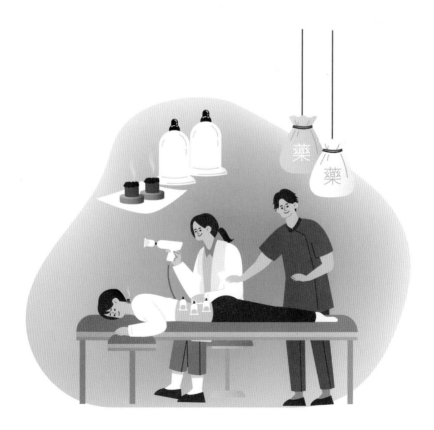

한의사의 자질

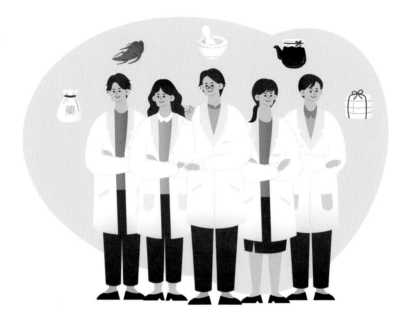

— 어떤 특성을 가진 사람들에게 적합할까? —

- 한의사는 한의학적 전문지식을 습득하기 위해 동양사상은 물론 서양의학의 기본 학문인 생리, 병리, 해부학, 진단방사선학까지 폭넓은 이해가 필요하며 효과적인 의사소통 능력, 상담 능력과 한의원을 직접 운영하는 경우 경영관리 능력이 필요하다.
- 환자를 먼저 배려하는 자세와 봉사 정신이 필요하며, 주로 환자와의 상담으로 처방이 이루어지기 때문에 친절한 태도와 원만한 대인관계가 필요하다.
- 사회형과 탐구형의 흥미를 지닌 사람에게 적합하며, 남에 대한 배려, 독립성, 리더십 등의 성격을 가진 사람들에게 유리하다.

출처: 커리어넷

한의사와 관련된 특성

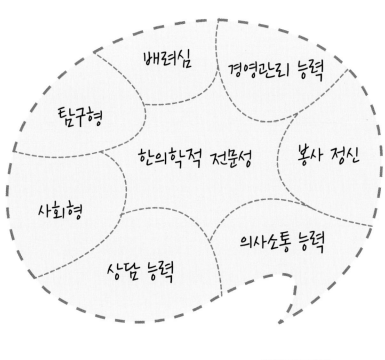

탐구형

배려심

경영관리 능력

한의학적 전문성

봉사 정신

사회형

의사소통 능력

상담 능력

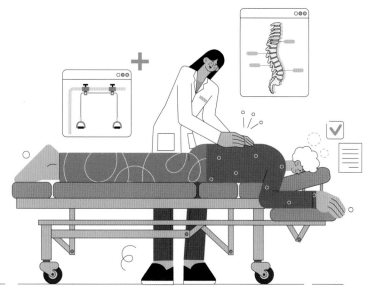

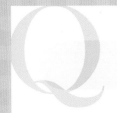

"한의사에게 필요한 자질은 어떤 것이 있을까요?"

톡(Talk)!
박정석

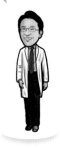

무엇보다 환자를 향한 관심과 인간애가 중요합니다.

　의료라는 특성상 꾸준한 노력을 통해 충분한 의학적 지식과 능수능란한 의술을 모두 갖추는 게 기본이겠죠. 하지만 한의사의 가장 중요한 자질은 인간애(人間愛)라고 생각합니다. 한의학은 사람에 대해 몸과 마음을 포함한 하나의 유기체로 인식하는 전인의학(全人醫學)이기 때문에 한의사는 환자의 신체적 증상뿐 아니라 마음까지 함께 살필 줄 알아야 하죠. 이것은 사람을 향한 관심과 사랑이 없으면 불가능한 일입니다. 즉, 한의사가 심의(心醫, 환자의 마음을 살펴 다스리고 풀어줌으로써 치료하는 최고 경지의 의사)가 되기 위해서는 단순히 환자가 호소하는 국소적 증상에만 관심을 둘 게 아니라, 그 근저의 감정을 탐색하고 고통에 진심으로 공감할 수 있어야 합니다.

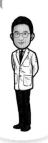

톡(Talk)!
민중원

환자에 대한 이해심과 전달력이 필요하죠.

사람을 상대하는 직업이기 때문에 기본적으로 이해심이 많아야 합니다. 그리고 환자의 상태를 이해하기 쉽게 설명하기 위한 전달력도 중요하고요. 다른 부분들은 학습을 통해 취득할 수 있지만, 이 두 가지 자질은 꼭 있으면 좋겠다고 생각해요.

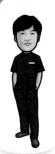

톡(Talk)!
김영서

환자를 향한 따뜻한 공감 능력을 갖추는 게 중요합니다.

아픈 사람들을 불쌍히 여기고 따뜻하게 공감할 수 있는 능력이 필요해요. 물론 병을 낫게 하는 치료 실력은 기본이고요.

사람에 대한 연민과 함께
끊임없이 배우려는 자세를 유지해야 하죠.

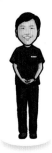

사람에 대한 연민, 특히 아픈 환자에게 따뜻하게 다가가서 소통하고 경청하는 자세가 중요해요. 또한 일정한 에너지 유지를 위한 체력도 필요하고, 자기 지식의 부족함을 인정하고 끊임없이 배우려는 자세도 잃어선 안 됩니다. 그리고 지역사회 속으로 먼저 다가가서 잘 융화되는 자세와 더불어 한의사로서의 선한 영향력을 늘 염두에 둬야 합니다.

기본적으로 사람을 대하는 걸 좋아해야 한다고 봐요.

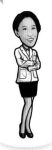

연구직은 크게 상관없지만, 임상의로 환자를 진료한다면 기본적으로 사람 만나는 걸 좋아해야 합니다. 수 없이 새로운 사람, 다양한 사람을 만나고 많은 이야기를 나눠야 하니까요.

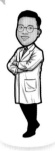

의료인으로서의 사명감과 더불어
환자에 대한 책임감을 갖추어야 해요.

두 가지가 필요하다고 생각합니다. 첫째로는 의료인이라는 사명감이고, 두 번째는 환자를 낫게 하겠다는 책임감입니다. 한의사는 환자의 인생도 바꿀 수 있는 직업이라고 생각합니다. 저는 생활 습관에 관한 얘기를 환자분들께 많이 해요. 음식을 잘 가려 드셔라, 운동을 적절하게 하셔라. 혈압과 혈당을 잘 체크하셔라 등 잔소리를 하는 편이죠. 제 티칭으로 환자분에게 좋은 습관이 생기신다면 그분에겐 정말 인생이 바뀌는 일 아닐까요?

그리고 질병을 고쳐 달라고 찾아오신 분에 대한 책임감을 느껴야 한다고 생각해요. 그러기 위해선 환자를 낫게 해줄 수 있도록 실력을 갖춰야 하고, 신뢰를 줄 수 있어야 합니다. 책임감 없이 설렁설렁 환자를 보거나, 치료 행위가 환자에게 피해를 줘서는 안 되겠죠. 만약 자신의 능력을 벗어나는 질병이라면, 적절한 병원을 소개해드리는 것도 한의사의 책임이라고 봅니다.

내가 생각하고 있는 한의사의
자질에 대해 적어 보세요!

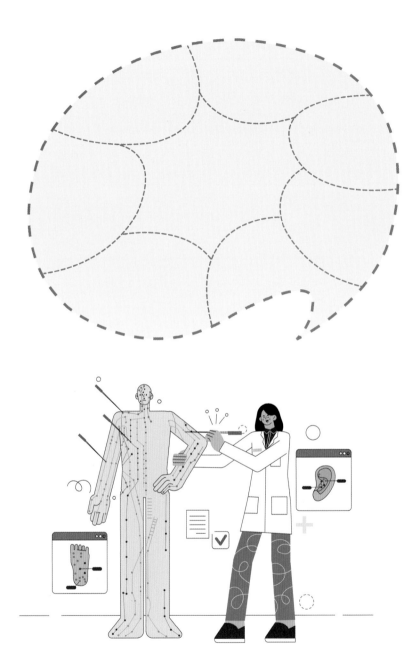

한의사의 좋은 점·힘든 점

톡(Talk)!
이은

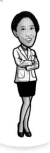

| 좋은 점 |
가족이나 친지에게 건강 문제가 생길 때
바로 도움을 줄 수 있어요.

나와 내 주변 사람들의 건강을 직접 챙길 수 있다는 점이죠. 가족이 체하거나 근육·관절이 아플 때 침 치료를 통해 즉각적인 도움을 줄 수 있으니까요. 또한 조카의 아토피, 부모님 갱년기, 친구들 산후조리까지 가족, 친척, 친구들의 건강에 한약 치료를 통해 도움을 준 경험이 많아요.

톡(Talk)!
민중원

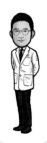

| 좋은 점 |
조직 생활의 경직성이나 간섭에서 자유로운 편이에요.

한의사는 전문직역군이라서 업무에 대한 간섭이 적은 편이죠. 봉직의로 근무하더라도 자기 진료에 대해서는 오너도 존중해주고요. 그리고 저처럼 개원의로 근무할 땐, 전적으로 제가 책임지고 진료에 임하기 때문에 조직 생활이나 업무 분담에 대한 스트레스가 적다고 할 수 있어요.

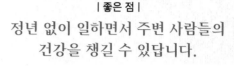

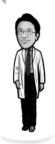

톡(Talk)!
박정석

| 좋은 점 |
정년 없이 일하면서 주변 사람들의
건강을 챙길 수 있답니다.

전문직으로서 정년이 없이 일할 수 있고, 몸과 마음이 아픈 사람들에게 도움을 주는 일이라 큰 보람을 느낄 수 있어요. 본인이나 가족들이 아플 때 위중한 상황이 아닌 한, 때와 장소에 상관없이 적절한 대처가 가능하고 다른 병원 갈 일이 거의 없죠. 또한 질병이나 증상들에 대한 문의 및 진료를 위해, 연락 혹은 방문하는 지인과 친구들을 접할 기회도 많고요. 그리고 아이나 임신부들에게도 거의 부작용에 대한 걱정 없이 약을 쓸 수 있다는 점도 좋아요.

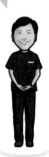

톡(Talk)!
황규상

| 좋은 점 |
환자들에게 환영받는 일이고, 직업적 전망도 밝답니다.

체질과 증상에 맞는 약 처방은 물론, 침치료나 부항치료, 뜸치료나 추나치료 등 해드릴 수 있는 치료가 정말 많아요. 특히 한의사는 난치성 질환이나 만성질환에 걸리기 쉬운 장년층, 노년층의 환자들에게 정말 환영받는 직업이에요. 즉시적 맞춤형 처방을 통해 가족의 건강을 직접 챙길 수 있고, 경제적으로도 여유로운 점도 장점이라고 할 수 있겠네요. 면허증 하나만으로도 의료인으로서 희소성이 있는 편이고, 정책적 전망도 밝아요.

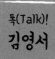

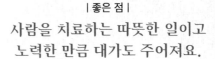

| 좋은 점 |

사람을 치료하는 따뜻한 일이고
노력한 만큼 대가도 주어져요.

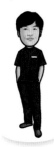

주변 사람들을 치료해줄 수 있는 가장 따뜻한 직업이라고 생각해요. 그리고 오랜 기간 노력한 만큼 보상이 따르는 일이고요.

| 좋은 점 |

타 직업군보다 연봉이 높고,
직업적으로 보람을 자주 느껴요.

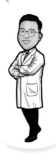

최근에 학교에 재학 중인 후배들과 얘기를 나눌 기회가 있었어요. 한의사에 대한 궁금증을 제가 답해주는 시간이었죠. 학문 자체에 관한 질문도 많았지만, 아무래도 '돈'에 대해서 질문이 많더라고요. 한의사는 타직업군보다 좀 더 많은 연봉을 받아요. 한의원을 운영하게 되면 더 높은수입을 기대할 수 있겠죠. 물론 경영을 잘해야겠지만요. 또 한의사는 보람을 자주 느낄 수 있는 직업입니다. 한의사는 하루에도 "고맙습니다"라는 말을 자주 들어요. 실제로 환자가 좋아지는 모습을 보면 뿌듯함이 차오르죠. 그리고 지인과 가족의 주치의가 된다는 것이 매력이랍니다. 가족이 아프거나 친한 지인이 힘들 때면 저한테 물어봅니다. 제가 조언해줄 수 있고, 필요하다면 직접 치료하기도 하죠.

| 힘든 점 |
개원을 하게 되면 1년 중에 쉬는 날이 별로 없어요.

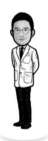

개원의의 경우, 진료 이외의 자잘한 업무도 스스로 처리해야 하는 때가 있어요. 그 부분은 단점이겠네요. 그리고 일반 직장인과는 달리 쉬는 날이 일요일과 여름휴가 4일뿐이랍니다. 여가선용에는 아쉬움이 있어요.

| 힘든 점 |
사람을 치료하는 일이라 진료 결과가
100% 예측되진 않죠.

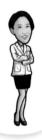

치료하는 대상이 기계가 아닌 사람이기에 결과를 100% 예측하긴 어렵다는 점이 힘들 때가 있어요. 오래된 만성질환이 아주 쉽게 나을 때도 있지만, 반대로 최선을 다해도 치료 결과가 만족스럽지 못할 때가 간혹 있죠. 그럴 때면 마음이 무겁고 힘듭니다.

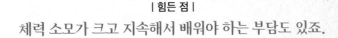

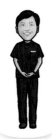

톡(Talk)!
황규상

| 힘든 점 |
체력 소모가 크고 지속해서 배워야 하는 부담도 있죠.

특별히 어렵거나 힘든 점은 없어요. 마음가짐으로 극복할 수 있기 때문이죠. 다만, 한의사는 생각보다 체력 소모가 크고, 끝없이 배우고 익혀야 하는 부담이 있긴 해요.

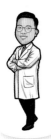

톡(Talk)!
김성록

| 힘든 점 |
온종일 아픈 환자들을 마주하는 일이라 지치기도 합니다.

어린이집 선생님과 대화를 나눌 기회가 있었어요. 대화를 나누다 보니 무척 부럽더라고요. 왜냐하면 어린이집 선생님은 항상 해맑은 아이들과 논대요. 물론 힘들 때도 있지만, 항상 아이들에게 에너지를 얻는다고 하더군요. 반대로 저는 아픈 얘기, 좋지 않은 얘기를 들을 때가 많아요. 진료가 끝나면 몸이 녹초가 되죠. 치료하느라 몸을 많이 쓰기도 하지만, 환자에게 제 마음을 많이 써서 그런 게 아닌가 싶어요. 계속 환자의 얘기를 듣고, 그들의 힘든 삶에 공감하다 보면 몸과 마음이 많이 지치기도 해요.

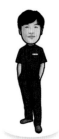

톡(Talk)!
김영서

| 힘든 점 |

진료할 때 체력이 많이 소진되기에 체력관리도 중요해요.

진료에도 체력이 많이 소모된답니다. 그래서 치료 실력, 따뜻한 마음을 가지는 것과 더불어 체력을 키우는 것이 중요해요.

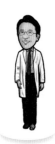

톡(Talk)!
박정석

| 힘든 점 |

정신과 육체가 소진될 수 있고,
혼자서 책임지는 부담도 있어요.

진료 계획에 따라 환자가 호전되지 않으면 스트레스를 많이 받아요. 그리고 대체로 일반 직장인들보다 근무 시간이 길고 휴일도 적으며, 정신노동과 육체노동을 동시에 하면서 노동 강도가 센 편이죠. 진료에 대한 계획을 대체로 혼자 세우고 혼자 책임지는 구조이기에 여럿이 함께 일을 기획해서 추진하고 성취하는 직종이 부러울 때가 있답니다. 항상 공부해도 끝이 없고 늘 부족하게 느껴지는 부분도 있고요.

한의사 종사현황

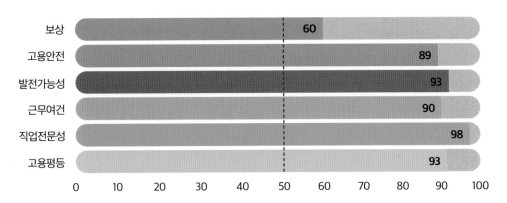

- 한의사는 다른 직업과 비교하여 임금은 낮게 나타났으나 복리후생이 매우 높은 편이다.
- 고용이 안정적인 편이며 직업의 발전 가능성이 큰 편이다.
- 근무시간이 규칙적이고 물리적 환경이 매우 쾌적하여 육체적 스트레스는 크지 않으나 정신적 스트레스가 다소 있는 편이다.
- 높은 수준의 전문지식을 갖추어야 하며 진단 및 치료에서 자율성과 권한이 매우 큰 것으로 나타났다. 사회적으로 평판이 좋고 사회에 대한 기여도나 소명 의식 또한 높은 것으로 나타났다.
- 성별에 따른 차별이 적고, 경력과 경험이 중요하여 고령자 친화성이 매우 높은 편이다.

한의사 면허등록자 및 한의원 수 현황

(단위: 명, 개소)

연도	2013	2014	2015	2016	2017	2018
한의사 면허등록자 수	21,355	22,074	23,245	23,460	24,120	24,885
한의원 수	12,816	13,135	13,605	13,860	14,155	14,329

● 임금수준

한의사의 임금수준은 하위(25%) 6,882만 원, 평균(50%) 8,186만 원, 상위(25%) 9,835만 원이다.

● 학력 분포

한의사의 학력 분포는 대학교 졸업 70%, 대학원 졸업 20%, 박사과정 졸업 10%이다.

출처: 워크넷 직업정보

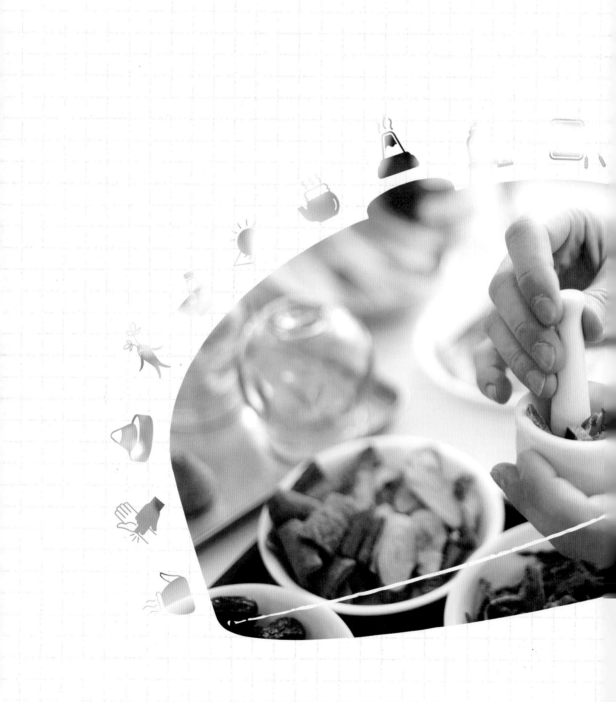

CHAPTER

| 2 |

한의사의

생생
경험담

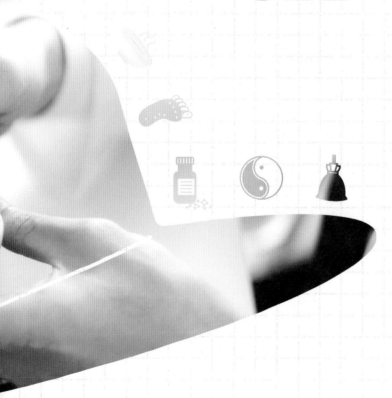

미리 보는 한의사들의 커리어패스

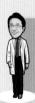
박정석 한의사 | 대전대학교 한의학과 졸업
대전대학교 한의학 석사, 박사 > 나사렛한방병원 일반수련의,
장성군 보건의료원 공중보건의

민중원 한의사 | 원광대학교 한의과대학 학사,
원광대학교 한의과대학
대학원 석·박사 > 영암군보건소 공중보건의,
서울 충남한의원 진료원장

이은 한의사 | 우석대학교 한의학과 졸업 > 성지요양병원 한의과 원장,
만당한의원 원장

김성록 한의사 | 대구한의대학교 한의학과 졸업 > 진주시보건소 공중보건의
응용근신경학 인정의

김영서 한의사 | 우석대학교 한의과대학 수석졸업,
경희대학교 한의과대학 사상체
질의학 석사과정 > 함평군 나산보건지소 한의과 진
실 한의과장, 해오름한의원 진료
장, 물빛한의원 진료원장

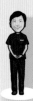
황규상 한의사 | 원광대학교 한의과대학 졸업 ,
원광대학교 한의과대학 일반대
학원 박사 > 대한공중보건한의사협의회 학
위원, 한방내과 전문의

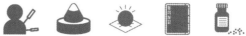

자연채한의원 원장,
교육학 석사 (상담심리 전공)

현) 한담한의원 원장
현) 대전대학교 한의학과 겸임교수

화성 해오름한의원 진료원장,
존스킨한의원 분당본점 진료원장

현) 어울림한의원 원장

이레한의원 원장,
대한스포츠한의학회 기획위원

현) 여우한의원 원장
유튜브 채널 '언니네 성상담소' 운영

열린한의원 진주점 진료원장
자연안에한의원 연산점 진료원장
성남한의원 진료원장

현) 터한의원 강남점 진료원장

김영서 처방공부법 튜터링 강의 진행

현) 올치한의원 원장
김영서 실전본초학 강의 진행

원광대학교 한의과대학 부속 전주한방
병원 전공의, 전라북도 진안군 마령면보
건지소 한의과 진료실

현) 순천시 다우한의원 진료원장

교육열이 뜨거웠던 어머니의 영향으로 어린 시절부터 학업에 충실한 학생으로 자라났다. 다소 내성적이긴 했지만, 학급에서 회장이나 부회장으로 지속해서 활동했다. 올곧게 살아오신 부모님의 영향을 받아서 바르게 살아야 한다는 신념이 남달리 강했다. 중학생 시절 진로를 고민할 때 한의학에 관하여 관심을 두게 되었고, 고통받는 사람들을 도울 수 있는 직업적 매력에 한의대 진학을 결심하게 된다. 한의대에 입학하는 순간, 고등학교 때까지의 지식으로는 이해가 잘 되지 않는 부분이 많고 공부할 양은 많아서 한때 방황의 시간을 보낸 적도 있었다. 다행히 공부하면 할수록 한의학에 더욱 흥미와 재미를 느끼게 되면서 무사히 졸업하게 되었다. 한의대 졸업 후 한방병원에서 인턴 수련과 공중보건의로 근무를 마친 후, 동네 한의원에서 봉직의(奉職醫)로 근무하다 이듬해 그 한의원을 인수하여 개원하였다. 현재 한담한의원 원장으로 불면증, 불안장애, 우울증 등 신경정신과에 특화된 한의원을 운영 중이다. 2014년부터 중구진로직업체험지원센터와 함께 한의사 직업의 멘토로도 활동해 오고 있다.

박정석 한의사

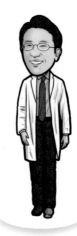

현) 한담한의원 원장
- 대전대학교 한의학과 겸임교수
- 자연채한의원 원장
- 장성군 보건의료원 공중보건의
- 나사렛한방병원 일반수련의
- 한의학 박사
- 한의학 석사, 교육학석사(상담심리 전공)
- 대전대학교 한의학과 졸업

한의사의 스케줄

박정석
한의사의
하루

23:00 ~
▸ 취침

07:30 ~ 08:30
▸ 기상 후 명상 및
108배 절 운동

20:00 ~ 23:00
▸ 저녁 식사 및 휴식

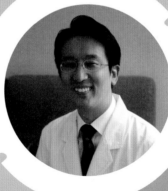

08:30 ~ 09:30
▸ 아침 식사 및
출근 준비

19:30 ~ 20:00
▸ 퇴근

10:00 ~ 19:30
▸ 진료 시작
(틈틈이 블로그 작성,
독서 및 공부)

* 우리 한의원은 따로 점심시간 휴진 없이
진료하지만 보통 1시에 점심을 먹어요.

중학교 때부터
꿈꿨던
한의사의 길

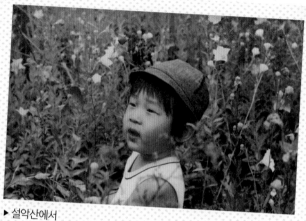
▶ 설악산에서

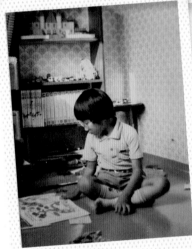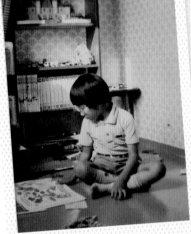
▶ 1학년 때 방에서

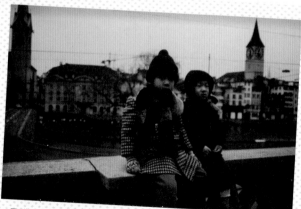
▶ 동생과 함께 런던에서

어린 시절 어떤 환경에서 자라셨나요?

아버지는 공무원, 어머니는 가정주부셨고, 1살 아래의 남동생과 함께 평범한 4인 가족이었습니다. 아버지는 지방에 오래 계셔서 주말에만 오시는 경우가 많았고, 어머니는 저희에게 엄한 편이셨어요. 고대 법대 출신의 어머니께서는 젊을 때 건강 문제로 포기했던 당신의 꿈 때문이었는지, 교육열이 특히 높으셨죠. 제가 공부도 곧잘 하니까 중학교 입학을 앞둔 6학년 여름방학 때는 당시 강남 8학군으로 이사할 정도였으니까요.

Question **학창 시절** 어떤 성향의 학생이었다고 생각하시나요?

저는 전형적인 모범생 스타일이었어요. 부모님과 선생님 말씀 잘 듣고 공부도 성실히 하는 그런 학생이요. 하지만 저는 다양성을 존중하기에 모든 학생이 이래야 한다고 생각하지는 않습니다. 내성적이긴 했지만, 친구들과도 잘 어울려서 학급에서 회장이나 부회장으로 빠지지 않고 활동도 했었고요. 올곧게 살아오신 부모님의 영향을 받아서인지 바르게 살아야 한다는 신념이 강했던 것 같아요. 그러다 보니 좀 융통성이 떨어졌던 점도 있었네요. 한마디로 표현하면 재미없는 교과서 같은 '바른 생활 소년'이었다고 생각해요.

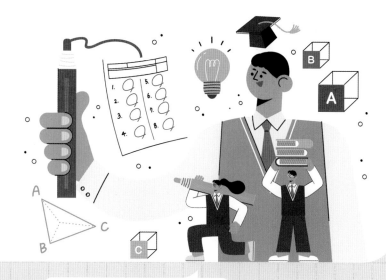

 **학창 시절 특별히 관심을 두거나 좋아했던 과목이나 분야가 있었나요?**

국사, 국어, 한문을 좋아했습니다. 특히 사학과 진학을 고려했을 정도로 국사 과목은 정말 좋아했지요. 요즘도 '내가 사학과에 갔으면 어땠을까?' 하는 생각을 하기도 하고, <역사저널 그날> 같은 역사 관련 프로그램도 최대한 챙겨 보고 있답니다.

 **중고등학교 시절 학교생활을 어떻게 보내셨나요?**

늘 1등을 달고 산 건 아니었지만, 항상 상위권 성적은 유지했었죠. 중학교 2학년 때, 담임 선생님께서 반에서 좋아하는 친구와 싫어하는 친구를 적어서 제출하라고 하신 적이 있었어요. 그때 좋아하는 친구를 누구를 적었는지는 기억이 안 나는데, 싫어하는 친구 이름을 적는 곳에는 이렇게 썼답니다. '나는 만인을 사랑한다.' 그만큼 두루두루 친하게 잘 지냈던 것 같아요. 우리 학창 시절엔 요즘 사회 문제가 되는 '왕따 문화'도 없었어요. 심지어 같은 반의 발달장애 교우들과도 다 같이 잘 어울렸으니까요.

Question 중고등학교 시절 진로에 관한 체험이나 프로그램이 있었나요?

그때는 요즘처럼 진로 직업 체험 같은 활동도 없었고, 학교에서 적성검사 정도만 했던 것으로 기억해요. 그래도 늘 제 진로에는 관심이 많았었죠.

한의사에 대한 비전은 언제 품게 되신 건가요?

어릴 때 많은 남자아이가 그렇듯이 로봇이나 자동차에도 관심이 많았고, 막연히 과학자가 되어야겠다고 생각했어요. 사회적으로도 과학기술에 대한 관심을 많이 부추기던 시기이기도 했고요. 카이스트나 포항공대에 가서 과학자가 되면 멋있겠다는 생각도 했고요. 제가 중학교 때 서울과학고가 처음 생기면서 과학고를 목표로 공부하는 친구들도 많았어요. 저도 처음엔 준비하다가 곧 그만두었습니다. 과학에도 여러 분야가 있잖아요. 당시 우리 집에 있던 100권짜리 과학전집을 다 읽어 보았는데, 재미있고 흥미로운 게 하나도 없었어요. 일찌감치 이 길은 내 길이 아니라고 깨달은 거죠. 그렇게 과학자의 꿈을 접고 진로를 고민하던 차에 부모님께서 가볍게 한의사를 권유하셨어요. 처음엔 펄쩍 뛰었죠. 벌레 한 마리도 잘 못 죽이는데 해부는 어떻게 하며, 피는 어떻게 보냐면서 말이죠. 그런데 1년 정도 곰곰이 생각해보니 학문적으로도 흥미롭게 느껴지고, 고통받는 사람들을 도울 수 있다는 직업적 매력도 크게 다가왔습니다. 또 사회적, 경제적 위치도 안정적이라는 생각이 들면서 중학교 3학년 때 한의대에 진학해야겠다고 결심했어요.

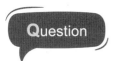 **중학교 때 한의사로 진로를 정하신 이후에 마음이 바뀌신 적은 없었나요?**

중학교 3학년 때부터 줄곧 한의사가 되기를 희망했어요. 부모님의 권유에서 시작되었기에 당연히 지지해 주셨지만, 법대 출신의 어머니께서는 제가 논리적 사고를 잘한다며 법대도 잘 맞을 것 같다는 말씀도 종종 하셨죠. 물론 한의대로 진로를 굳힌 후라서 제 귀에는 안 들어왔지만요.

진학이나 진로를 선택하실 때 중요한 멘토가 누구였나요?

아무래도 부모님의 영향이 가장 컸지요. 처음 한의대를 권하신 분들이니까요. 그리고 사촌 누님의 지인이 당시 우리 학교(대전대) 교수님으로 재직 중이셨는데, 제게 이런저런 애정 어린 말씀들을 많이 해 주셨던 기억이 납니다.

학창 시절 고민이나 스트레스를 해소하기 위해서 어떤 활동을 하셨나요?

스트레스 많이 받던 학창 시절에 활동이라기보다 저만의 스트레스 해소법이 생각납니다. 하드커버로 된 노트가 있었는데, 거기에 그때그때 느껴지고 생각나는 것들을 마구 적었어요. 어차피 저 혼자 보는 거였으니 형식도 길이도 제한 없이 마음대로 썼지요. 당시엔 스트레스 해소라고 생각하지 않았는데, 나중에 생각해보니 저 나름의 스트레스 해소법이었던 것 같네요. 어느 날 대학생이 되어 다시 보니 손발이 오글거려서 도저히 봐줄 수가 없더군요. 결국 집에 아무도 없는 날, 화장실에서 모두 소각해버렸죠. 그래도 힘든 시기를 극복하는 데 많은 도움이 된 의미 있는 활동이었다고 생각해요.

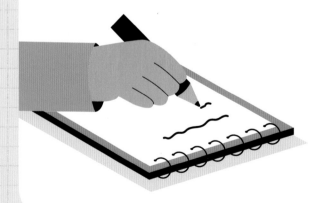

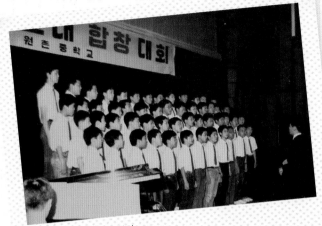
▶ 중학교 때 교내합창 대회

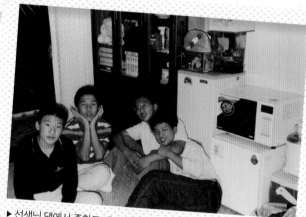
▶ 선생님 댁에서 중학교 때 친구들

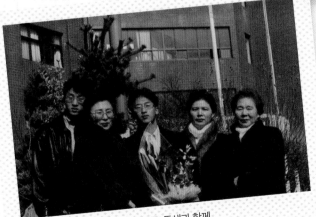
▶ 고등학교 졸업식, 어머니, 이모들, 동생과 함께

학창 시절 한의사 직업에 도움이 될 만한 활동이 있었나요?

한의대를 염두에 두신 건 아니었지만, 초등학교 때부터 어머니께서 저에게 한자 공부를 많이 시키셨어요. 한자가 재밌어서 일기도 한글과 한자를 섞어 쓰기도 했지요. 그때는 신문에도 한자가 많았던 시절인데, 읽는 데 큰 어려움이 없을 정도로 한자가 익숙해졌어요. 물론 한자를 모르고 한의대에 입학해도 교육을 받는 데 큰 어려움이 있는 건 아니지만, 한의학을 좀 더 친숙하게 받아들이게 한 요인은 된 것 같네요.

Question

한의대에 진학하면서 학업이 어렵진 않으셨나요?

대학에 가서 방황을 많이 했어요. 한의대에 입학하는 순간, 꿈이 이루어져 목표를 상실한 탓도 있었겠지만, 무엇보다 '한의학'이라는 게 고등학교 때까지의 지식으로는 이해가 잘되지 않는 부분이 많았죠. 뭔가 딱딱 떨어지지 않고 코에 걸면 코걸이, 귀에 걸면 귀걸이 같이 느껴졌거든요. 이해는 안 되는데 공부해야 할 양은 워낙 많으니 무조건 외워서 시험을 봐야 하는 생활에 많이 지쳤던 것 같아요. 그러다 보니 언젠가부터 학업과는 점점 멀어지고 자율이라는 이름의 방종 속에서 친구들과 어울리는 데 시간을 많이 보냈어요. 물론 나중에는 다시 정신 차리고 공부해서 무사히 졸업은 했지만요. 다행히 공부하면 할수록 예전에는 이해가 안 되던 것들이 어느 순간 깨달음을 얻은 것처럼 이해되기 시작했어요. 그러면서 한의학에 더욱 흥미와 재미를 느끼게 되었고, 그것은 현재진행형이기도 합니다. 한의대 학생들 역시 학교 수업 외에 다양한 활동들을 해요. 저는 방학 때 시골에 의료봉사 갔던 일과, 예과 1학년 겨울방학 때 선배들로부터 '사랑의 빠따(절대 기분 나쁘진 않아요)'를 맞아가며 외웠던 골학(인체의 뼈를 공부하는 수업)이 특히 기억나네요.

Question 한의대를 졸업하신 후, 이제껏 어떤 과정을 거치셨나요?

한의대 졸업 후 한방병원에서 인턴 수련을 하고 3년간 공중보건의로 근무하면서 병역의 의무를 마쳤어요. 이후 동네 한의원에서 봉직의*(奉職醫)로 근무하다 이듬해 그 한의원을 인수하여 개원하였죠. 2013년 상담심리학을 공부하기 위해 고려대 대학원에 진학하면서 학교 다니기에 교통이 편리한 현재의 한담한의원으로 이전 개원해서 지금까지 진료를 이어오고 있답니다.

* 봉직의(奉職醫): 의원이나 병원에 소속되어 근무하면서 월급을 받는 의사.

Question 다른 직업이나 다른 의학 계열을 생각해보신 적은 없었나요?

한의대를 포함한 의학 계열은 대학에 입학하는 순간 거의 직업이 확정되죠. 물론 임상의, 교수, 연구원 등으로 세분할 수 있고, 드물게 전공과 관련 없는 다른 직업을 선택하는 사례도 있긴 하죠. 그런 면에서, 직업을 선택했다기보다는 한의학을 선택했다는 게 어울리는 표현 같네요. 저는 기본적으로 상사의 지시를 받는 조직문화에 거부감이 있었고, 이왕이면 다른 사람들에게 직접적인 도움을 줄 수 있는 일을 하고 싶었습니다. 물론 생계 수단인 만큼 금전적 수입도 무시할 수는 없었지요. 한의대가 아닌 의대나 치대는 어떨까 생각해보지 않은 건 아니었어요. 하지만 화학 약품이 아닌 우리 주변에서 구할 수 있는 재료들로 사람을 치료하는 자연 친화적인 한의학이 훨씬 매력적으로 다가왔던 거 같아요.

국내에서 한의사로 활동하려면 어떤 준비가 필요할까요?

한국에서 한의사로 활동하기 위해서는 반드시 한의사 면허증이 있어야 합니다. 국내의 11개 한의과대학(6년제) 또는 1개 한의학전문대학원(4년제)의 졸업 자격을 갖추면 한의사 국가고시에 응시할 수 있어요. 이 시험에 합격하면 한의사 면허증이 발급되는데 이 한의사 면허증은 한의사로서 구비해야 할 최소한의 자격 요건일 뿐이죠. 충분한 의학적 지식과 다양한 임상 경험을 갖추고 나서야 비로소 독립적인 한의사로 활동할 수 있다고 생각해요.

Question

한의대를 졸업하면 처음에 어떤 업무를 하게 되나요?

대학 졸업 후 한방병원 인턴으로 한의사로서의 첫발을 뗐어요. 밤낮없이 이어지는 강도 높은 교육을 받으면서 병원 매뉴얼을 숙지하고, 병동 입원 환자들을 관리하는 것이 저의 주된 업무였습니다.

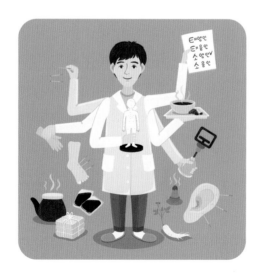

Question 다른 한의원과 비교해서 특화된 진료 방식이 있으신지요?

다른 한의원처럼 침, 뜸, 부항, 약침, 한약 등을 활용해 각과 진료를 모두 보지만, 일반적인 한의원과 조금 다른 점은 불면증, 불안장애, 화병, 우울증과 같은 신경정신과 질환들을 특화해서 보고 있답니다. 처음부터 신경정신과 질환에 관심이 있었던 건 아니지만, 진료를 하면 할수록 환자분들의 증상이 마음과 많이 연결되어 있다는 것을 알고는 자연스레 관심을 갖게 되었어요. 일정 정도의 상담도 병행하지만, 좀 더 전문적인 상담이나 심리치료가 필요하다고 판단하면 적합한 상담자나 기관을 소개해서 몸과 마음이 함께 치유될 수 있도록 하고 있죠. 어떤 증상이 나타나기까지는 음식, 약물, 수면, 스트레스, 신체활동 등 여러 요인이 복합적으로 작용합니다. 그래서 환자분의 생활 전반을 모두 확인한 후, 개선이 필요한 부분들은 환자분이 용기와 의지를 내어 최대한 변화를 시도하도록 도와드리는 게 중요해요.

Question 한의사로 일하시면서 새롭게 알게 된 사실이 있을까요?

아직도 그런 분들이 적지 않은 것 같은데 저 역시 어릴 때는 한약은 곧 보약이라고 알고 있었어요. 침은 발목 같은 곳을 접지르거나 체했을 때만 맞는다고 생각했었고요. 하지만 제가 직접 공부하고 환자들을 치료하다 보니, 오랜 기간 우리 백성들에게 치료의학으로서의 소임을 다해 온 한의학인 만큼 온갖 질환에 부작용 없이 아주 좋은 치료 효과를 낼 수 있다는 걸 알게 됐어요. 예전엔 아프면 당연한 듯이 '병원 가야지, 약 사 먹어야지'라고 생각했는데, 이제는 수술과 같은 예외적인 경우가 아니라면 한의학적 치료 도구들만으로도 1차 의료로서 역할을 충분히 할 수 있다는 걸 알게 됐죠.

의사는
먼저 사람이
되어야 한다

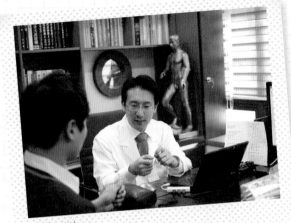
▶ 환자 상담

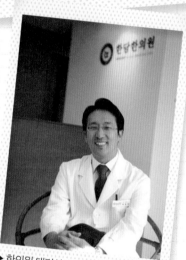
▶ 한의원 대기실에 한컷~

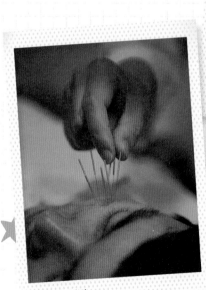
▶ 침 치료 장면

한의사로서 중요하게 여기는 직업 철학은 무엇인가요?

한의대에 입학해서 처음 배웠던 과목이 논어와 맹자였습니다. 한의학 공부의 문자적 기초가 되는 한문에 익숙해지게 하는 의미도 있겠지만, '비인부전(非人不傳)*'이라는 말처럼 의사는 먼저 사람이 되어야 한다는 뜻도 있다고 들었어요. 의사라는 직업은 하나의 생계 수단이기 이전에, 병들어 고통받는 사람을 안타깝게 여겨 도우려는 소명 의식을 가져야 하는 일이라고 봐요. 그래서 진로 직업 체험을 위해 우리 한의원에 방문하는 학생들에게도 돈 벌고 싶으면 의사 되지 말고 사업하라고 하면서 늘 이런 점을 강조해요.

* 비인부전(非人不傳): 인간 됨됨이가 갖춰지지 않은 자에게는 가르침을 줄 수 없다는 의미.

Question **일반인이 한의사에 대해서 품는 오해나 편견이 있을까요?**

저는 담배도 안 피우고 술도 거의 하지 않습니다만, 일반적으로 한의사는 술, 담배를 안 하고 건강한 음식만 먹을 것 같다는 선입견이 있는 것 같아요. 하지만 한의사들의 일상생활도 다른 사람들과 크게 차이가 나지 않아요. 정확하게 기억나진 않지만 오래전에 국악인 오정해 씨가 방송에서 "사람들이 저는 한복만 입고 국악만 듣는 줄 아시는데, 저도 최신 가요도 좋아하고 춤도 좋아해요"라고 말씀하셨던 기억이 납니다. 한의사에 대해서도 이와 비슷한 오해가 있는 것 같아요. 왠지 한의사들은 랩, 힙합, 댄스, 트렌디한 패션, 얼리어답터와 같은 최첨단의 아이템이나 콘텐츠들과는 거리가 먼 것처럼 생각하시지만, 한의사도 또래와 함께 동시대를 살아온 사람으로서 비슷한 문화적 공감대와 공통의 관심사를 갖고 살아간답니다.

Question 스트레스를 풀기 위해서 하시는 특별한 활동이 있나요?

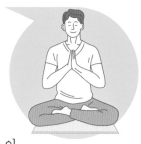

명상과 영화 관람을 좋아해요. 매일 아침 명상으로 일과를 시작해서 잠이 들 때도 명상을 하면서 잠을 청하죠. 가끔 한의원에서도 시간이 허락되거나 마음이 힘들 때 명상을 하기도 하죠. 수많은 논문으로 이미 입증이 되었듯이 명상은 스트레스 완화에 아주 효과적이에요. 그리고 영화를 보는 것도 즐겨서 극장과 넷플릭스 등을 통해 한 해에 100편 이상은 보는 것 같네요. 젊을 때는 공포영화도 자주 봤지만, 요즘은 굳이 찾아서 보진 않아요. 그 외에는 장르를 가리지 않고 봅니다. 영화평론가처럼 전문적인 식견은 못 갖췄지만, 다양한 시각과 문화를 접하며 배우는 것도 많고 스트레스 해소에도 도움이 되는 것 같아요.

Question 한의사로서 치료하시면서 기억에 남는 사례도 있을 텐데요?

아무래도 환자들을 치료하는 업이다 보니 다양한 치료 사례들이 기억에 남는데, 특히 이 병원 저 병원 돌며 오래 고생하다 오신 분들이나 희귀한 질환의 환자분들이 더 기억에 남아요. 굳이 딱 하나 꼽으라면, 유방습진으로 온갖 병원을 전전하며 오랫동안 고생하다가 멀리서 찾아왔던 여고생이 생각나네요. 다행히 치료가 잘 돼서 성인이 된 지금도 잘 지내고 있어요. 그런데 이런 환자분들을 진료하다 보면 저도 배우고 얻는 게 많아서 단순히 도움만 드렸다고 생각하지는 않죠.

Question 한의사로서 앞으로 어떠한 비전을 품고 계시는지요?

저는 불확실한 미래에 대해 어떤 원대한 꿈을 가지고 구체적인 계획을 세우면서 살지는 않습니다. 그저 오늘과 현재에 집중하려고 하지요. 다만 언젠가 기회가 된다면 다른 전문가분들과 함께 상담, 명상, 식생활을 비롯한 생활지도 및 한의원 치료가 한 공간에서 제공되는 원스톱 힐링 센터를 운영하고 싶어요. 심신이 괴로운 많은 분의 치유에 도움이 될 수 있으면 좋겠다는 생각을 늘 품고 있죠.

Question 목표를 이루기 위해서 현재 하시는 활동에 대해 알 수 있을까요?

군이 목표 달성을 위해 하는 건 아니지만, 매일 아침에 하는 명상, 주 1회 하는 싱잉볼 힐링 세션, 독서(주로 정신·심리나 의약 관련 책을 많이 읽어요)와 같은 현재의 제 생활 자체가 어찌 보면 그 목표를 향해 가는 길이 아닌가 싶네요.

Question 누군가 한의사의 길을 걷겠다면 응원해 주실 건가요?

쉬운 길은 아니지만 적합한 소양과 적성을 갖춘 사람이라면 추천하고 싶네요. 동서양의 의학을 고루 공부할 수 있고, 특히 아픈 사람을 도울 수 있다는 면에서 큰 보람을 느낄 수 있는 직업이기 때문이죠. 무엇보다 업무상 침을 놓거나 맥을 잡는 등 환자분들과 스킨십도 많고, 진료 과정에서 병력 외에도 스트레스, 생활방식 등 다양한 대화를 나누게 돼요. 그 과정에서 환자분들에게 따뜻한 심리적 위안까지 드릴 수 있다는 점이 한의사의 가장 큰 매력이라고 생각해요.

　　다른 사람과 비교하고 경쟁하기보다는, 자기만의 길을 소신 있게 걸어가며 내면으로부터 우러나오는 행복을 느끼는 삶을 살아가길 바랍니다. 그러기 위해 어떤 단일화된 잣대나 타인들의 눈높이에 맞추려고 자기 방향을 잃고 다른 길을 가느라 허덕이지 않으면 좋겠어요. 우리는 모두 다른 재능을 가지고 태어났으며, 공부 역시 여러 재능 중 하나일 뿐이죠. 공부만이 행복의 유일한 길이 아니며 학창 시절에 공부를 잘했다고 해서 행복이 보장되는 것도 아닙니다. 성적이 좋다고 우쭐댈 것도, 성적이 좋지 않다고 풀이 죽어있을 필요도 없다는 뜻이에요. 하지만 열심히 노력하지 않고 그저 편하게만 살라는 의미는 아니랍니다. 당장 눈앞의 성적에만 매달리기보다는 다양한 경험과 폭넓은 독서를 통해 자기 내면을 튼튼하게 다져 자존감이 높은 사람으로 성장하는 게 중요하다고 봐요. 자존감이 높은 사람은 타인의 말이나 주변 환경에 쉽게 휘둘리지 않습니다. 또한 우울, 불안, 두려움, 열등감과 같은 부정적 감정이 아니라 감사, 용기, 용서, 사랑과 같은 긍정적 감정을 많이 느끼기 때문에 겸손하며 타인을 존중할 줄 알죠. 따라서 많은 사람의 호감과 존경을 받게 될 겁니다.

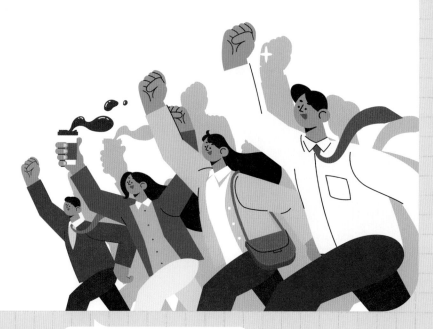

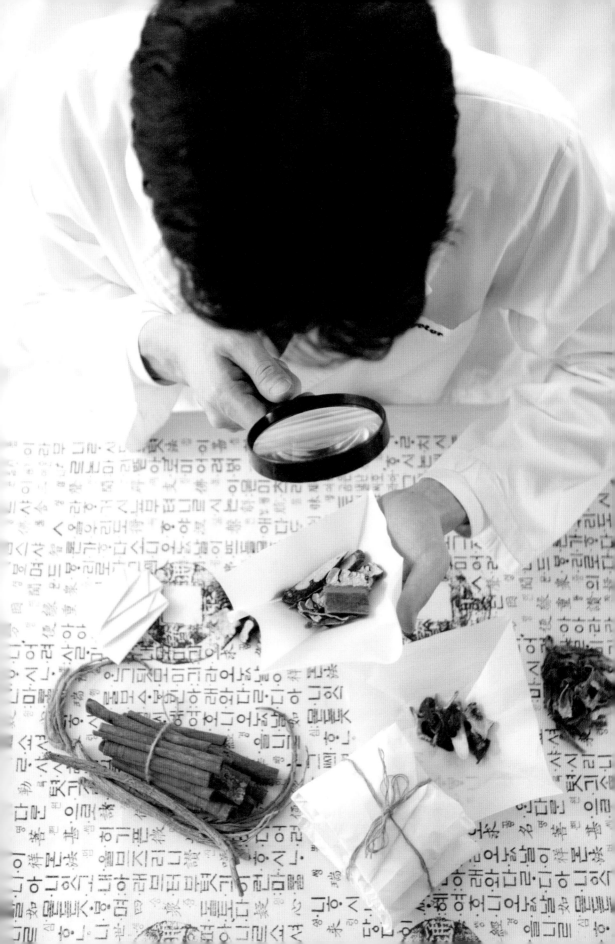

유년 시절 조부모와 함께 살면서 어른들로부터 사랑을 많이 받아 말도 잘하고 책도 좋아하는 아이로 자라났다. 중학교 때 학급 반장을 계속하며 친구들과 어울리는 걸 좋아하였으나, 명문 고등학교로 진학하면서 공부에 매진할 수밖에 없었다. 공부하면서도 교내 연극동아리에서 연극도 하고, 졸업 공연 연출을 맡기도 했다. 한의대에 진학했을 때, 초반에는 학업에 어려움이 있었으나 적응해나가면서 틈틈이 무의촌에서 봉사활동도 했다. 한의사 국가고시에 합격하고 바로 공중보건의를 통해 군 복무를 대체했다. 모교 대학원에 진학하면서, 한의원 진료원장으로 취업하게 된다. 그 후에 피부질환 특화 한의원에 취업하였고, 1차 진료가 적성에 맞는다는 판단으로 집 근처 한의원으로 옮겨 근무하다가, 2017년 어울림한의원을 개원하여 운영하고 있다.

민중원 한의사

현) 어울림한의원 원장
• 화성 해오름한의원 진료원장
• 존스킨한의원 분당본점 진료원장
• 서울 충남한의원 진료원장
• 영암군보건소 공중보건의
• 원광대학교 한의과대학 대학원 석·박사
• 원광대학교 한의과대학 학사

소속학회
• 대한 한의학회, 대한 동의생리병리학회 외 다수

논문저술
「황칠나무추출물이 중추신경계에 미치는 영향」 외 다수

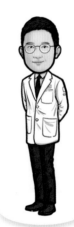

한의사의 스케줄

민중원
한의사의
하루

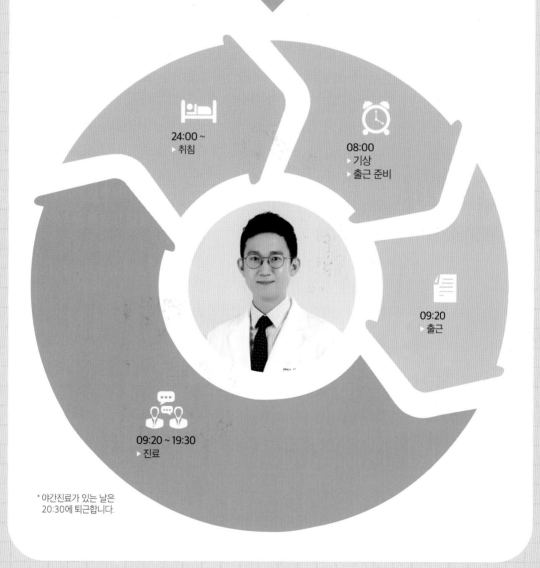

24:00 ~
▸ 취침

08:00
▸ 기상
▸ 출근 준비

09:20
▸ 출근

09:20 ~ 19:30
▸ 진료

* 야간진료가 있는 날은
  20:30에 퇴근합니다.

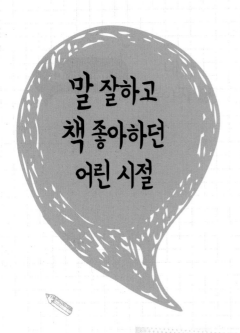

말 잘하고
책 좋아하던
어린 시절

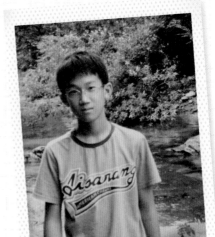

▶ 초등학교 여름 휴가

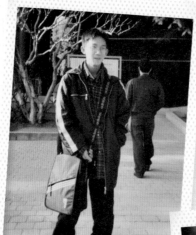

▶ 중학교 가족여행

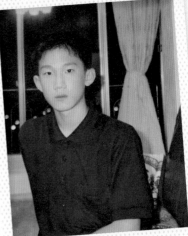

▶ 고등학교 기숙사에서 귀가 후 한컷~

Question 어린 시절 어떤 환경에서 자라셨는지요?

2남 중 장남으로 태어나서 여섯 살까지는 할머니 할아버지와 함께 살았어요. 어른들로부터 사랑을 많이 받으면서 자라서 그런지 사람들과 대화하는 데 어려움이 없었고 적극적으로 되었는지도 모르겠네요. 어머니는 원리원칙을 지키고 엄한 편이셨고, 아버지는 싫은 소리를 못 하시는 호인 스타일이셨죠. 제가 말을 잘하고 수다가 많은 편이어서, 할머니 친구분들이 '변호사 손자'라는 호칭도 붙이셨다고 하네요.

Question 어린 시절에 특별히 좋아하셨던 분야가 있었나요?

어린 시절에는 책 읽는 것. 특히 인문학이나 역사 분야 책 읽기를 좋아했었죠. 그래서 좋아하는 과목도 사회나 국어와 같은 과목이었고요.

Question 중고등학교 시절 재미있고 의미 있는 활동도 하셨나요?

중학교 때는 학급 반장도 계속하고, 친구들과 축구를 하거나 게임하고 노는 걸 무척 좋아했어요. 그러다가 공부 잘하는 학생들이 모여있는 기숙사가 있는 고등학교로 진학하게 되었죠. 열심히 공부하지 않으면 안 되는 상황이기도 하고, 승부욕도 자극되어 열심히 공부했던 것 같네요. 지금 생각해보면, 어떻게 했는지 모르겠지만 그 와중에 교내 연극동아리에서 연극도 하고 졸업할 때는 졸업 공연 연출을 맡기도 했었네요.

학창 시절 진로 관련 프로그램에 참여한 경험이 있나요?

저희 시절에는 지금처럼 진로에 대해서 정보가 많지 않았습니다. 직군에 대한 설명도 많지 않았고요.

학창 시절 진학이나 진로를 정하실 때 어떤 기준을 따르셨나요?

딱히 무엇을 하겠다고 정해놓은 적은 없었어요. 다만 제가 말을 잘하는 편이라서 적성과 재능을 살릴 수 있으면서 사회적으로 평판과 대우가 좋은 직업이었으면 좋겠다고 생각했죠. 그래서 변호사, 의사, 한의사. 그런 직업들이 뱅글뱅글 돌았던 것 같아요. 부모님은 제가 의사나 한의사가 되기를 원하셨고요.

진로를 결정하실 때 결정적인 멘토가 있었나요?

아버지 친구분 중에서 9대째 내려오는 한의원(지금은 한방병원)을 운영하시는 분이 계셨어요. 어려서부터 한약을 지을 일이 있으면 찾아갔었는데, 그때의 느낌이 좋았던 것 같아요. 아쉽게도 그 당시엔 진학이나 진로를 결정할 때 다양한 경험이나 조언받기 어려웠어요. 부모님 두 분도 문과 출신이셔서 이과 쪽에 대해서 잘 모르셨죠.

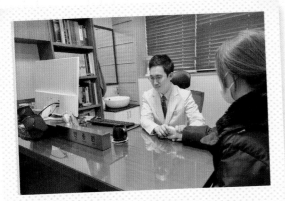
▶ 진맥 장면

다양한 한의원에서
경력을 쌓고
개원하다

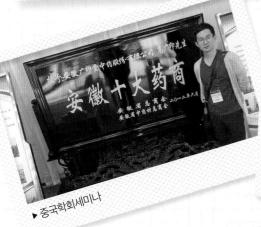
▶ 중국학회세미나

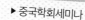
▶ 중국학회세미나

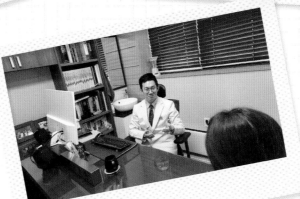
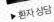
▶ 환자 상담

한의대 수업이나 대학 생활이 어떠셨는지 궁금합니다.

한의대 커리큘럼을 보면 예과와 본과가 나누어져 있는데, 예과 때는 기본적인 한의학을 이해하기 위한 과목들을 배워요. 예를 들면, 원서를 읽을 수 있게 돕는 의학 한문과 동양 철학적 개념을 이해하던 원론 과목을 배우죠. 본과에 올라가면서 본격적으로 병리, 생리, 약리 등을 배웁니다. 세부 과목을 배우면서 적응을 해나갔지만, 초반에는 어려워서 정신이 없었던 것 같네요. 틈틈이 봉사활동도 했고요. 저희 때만 해도 의료시설이 갖춰지지 않은 마을이 있어서 여름방학 때마다 의료봉사활동을 다녔던 게 기억이 남네요. 요즘은 무의촌(無醫村)이 거의 없어서 의료봉사활동을 많이 못 한다고 들었어요.

Question **한의대 시절 의료봉사활동 중에** 가장 기억에 남는 게 있을까요?

본과 2학년 의료봉사 활동을 전남 강진으로 갔던 게 인상 깊었죠. 제가 동아리 회장이라 미리 가서 지역 청년회랑 조율해서 장소 섭외와 설치를 마쳤어요. 그리고 바로 진료를 보았는데 환자분들이 정말 많이 오셔서 눈코 뜰 새가 없더군요. 나중에 들어보니 그곳이 청년회 회장님의 고향 마을이었다네요. 의료시설이 없던 곳이라 병이 생기면 버스를 타고 멀리까지 나가셔야 했다고 합니다. 보람도 컸었고, 몇 년 후엔 제가 공중보건의로 이웃 지역인 영암으로 오게 됐어요.

Question **한의대를 졸업하신 이후에** 어떤 과정을 거치셨나요?

저는 26살에 한의사 국가고시에 합격하고, 바로 그해 3월 공중보건의를 통해 군 복무를 대체했습니다. 훈련소 복무 1개월을 마친 후 전남 영암에 있는 미암면 보건지소에서 첫 근무를 시작했고, 이듬해 서호면으로 이동해 2년간 근무했죠. 두 군데 모두 보건지소 외에는 의료기관이 없는 지역이었어요. 그래서 지소에서 근무하거나 출장 방문을 통해 내원이 어려운 환자분들을 진료했어요. 한의대 수업에 충실하면 의료인으로서 충분히 역량이 있으리라 생각했으나 부족한 부분이 많이 느껴지더군요. 그래서 개원을 천천히 하면서 이것저것 공부와 경험을 쌓을 생각이었죠. 공중보건의 소집이 해제되는 해에 모교 대학원에 진학하면서, 서울에 있는 한의원 진료원장으로 취업했어요. 그렇게 서울에서 1년간 근무를 한 후, 다양한 경험을 쌓고자 다음 해에는 분당에 있는 피부질환 특화 한의원에 취업했죠. 특정 질환을 전문적으로 보는 일 역시 보람찬 일이긴 했으나, 성향상 1차 진료가 좀 더 적성에 맞는 것 같아 그다음 해에는 집 근처인 화성의 한의원에서 1년간 근무했어요. 그리고 지금의 한의원을 2017년에 오픈하여 운영하고 있습니다.

Question 봉직의에서 개원의로 전환하신 특별한 계기가 있나요?

의사나 치과의사. 한의사 모두 선택지가 다양하지는 못해요. 봉직의(奉職醫)로 근무하더라도 결국은 개원의를 선택해야 할 순간이 찾아옵니다. 경험적 측면이나 학위 취득 등 어느 정도 준비가 된 상황이기도 했죠. 결혼 후 아이가 커가는 상황이라 금전적인 부분에서도 더 나은 환경이 필요했고요.

Question 한의사가 되려면 어떻게 하면 되나요?

전문 직종이기 때문에 일단 한의대에 입학 후 국가고시에 합격해서 자격증을 따는 게 가장 중요한 일이겠죠. 하지만 자격증을 따는 과정보다는 그 후에 진료하는 한의사로서 완성되어 가는 과정이 더 중요하다고 봐요.

Question 지금 운영하시는 한의원에서 주로 어떠한 진료를 하시나요?

우리 한의원은 동탄2신도시에 있어요. 1차 의료기관으로 근골격계 통증 질환, 소화기, 호흡기 질환, 그리고 다이어트와 체형교정 등의 진료를 하고 있답니다.

조금 더 풀어 말하면 1차 의료라는 것은 건강을 위해 가장 먼저 만나게 되는 의료활동을 의미하는데 우리가 흔하게 겪게 되는 가벼운 증상들. 이를테면 허리를 삐끗하거나, 목이 안 움직인다거나 하는 근골격계의 문제, 속이 더부룩하거나 체하거나 배에 가스가 차는 등의 소화기 문제, 기침이 심하거나 비염 증상이 있거나, 몸살 기운이 있는 호흡기 문제 등과 같은 일상적인 질환의 환자들을 빠르게 회복할 수 있게 돕고, 재발하지 않도록 생활습관 등을 조언하고 혹 숨어있는 위중한 질환을 상위 의료기관으로 안내해주는 역할을 하는 것이에요.

Question 한의사의 수입은 어느 정도인가요?

이 부분은 다양하다고 볼 수 있습니다. 보통 봉직의의 경우, 개원의보다 급여 부분이 제한적일 수밖에 없어요. 개원의의 경우엔 자기 능력이나 환경에 따라 차이가 나고요.

Question 한의사로 일하시면서 새롭게 느끼시는 부분은 무엇인가요?

한의대에 입학할 당시엔, 한의사는 주로 상담하면서 한약 처방과 조제 일을 한다고 생각했었죠. 지금 저의 경우엔 추나요법 시술하느라 더 바쁠 때가 많아요. 생각보다 몸을 많이 쓰는 직업군이라는 걸 몰랐던 거죠.

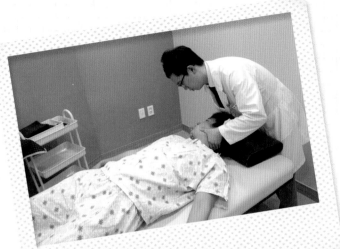

▶ 추나요법 시술

프로의식을 갖고
초심에서
벗어나지 않기를

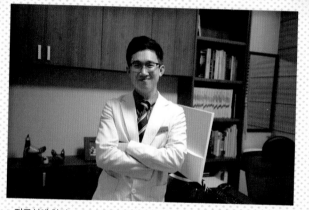

▶ 진료실에 한컷~

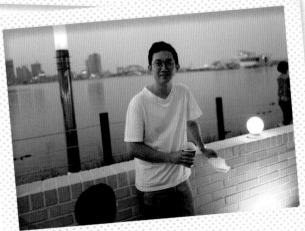

▶ 가족들과 속초 여행

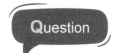 **Question** 일반인들이 한의학에 관해서 갖는 잘못된 통념은 무엇일까요?

한의학이 과거의 학문을 그대로 사용하는 걸로 오해하시는 분들이 많으세요. 마치 화학을 전공하시는 분들에게 예전 연금술 책 이야기를 하는 수준이라 보면 될까요? 한의학은 환자를 치료하는 실전적인 학문이랍니다. 따라서 실제로 공부하는 내용은, 현대 인체 생리 병리와 한의학적 생리 병리 개념을 더해 공부하죠.

Question 일을 마치시면 여가를 어떻게 보내시나요?

와인을 마시고 맛있는 집 찾아다니는 걸 좋아합니다. 코로나 시국 때는 어디 가기가 어려워서, 유튜브 보면서 요리하는 걸 취미로 삼았네요. 그리고 잘 쓰지는 못하지만 글 쓰는 걸 좋아해요. 마셨던 와인들을 블로그로 정리하는 게 취미예요.

Question 한의사로서 일하시면서 직업적 좌우명은 무엇일까요?

첫 번째는 프로의식을 갖고 일에 임하는 겁니다. 환자에게 비용을 받고 일하는 직업인이기에, 치료하는 동안 환자의 시간, 비용, 치료 시 통증 강도 등을 가장 효율적인 방법으로 사용하여 회복을 돕는 게 중요하다고 봐요.

두 번째는 사람을 상대하는 걸 좋아하는 게 변하지 않도록 노력하려고 합니다. 저는 진료하면서 환자분과 대화하는 걸 즐기고, 그게 저에게 힘을 주기도 해요. 이건 의료인으로서 축복받은 덕목이라고 생각하는데, 혹시 변할지도 모르니까 늘 초심을 잃지 않으려고 합니다.

Question 한의사로서 보람과 기쁨을 느끼실 때가 있을 텐데요

디스크로 인해 허리통증이 심했던 환자분께서 "원장님이 땀 흘려 치료해주셔서 사람 만들어 주셨다"라고 이야기했을 때가 기억이 나네요. 환자분이 건강해지는 걸 보는 게 이 직업의 가장 큰 기쁨이라고 할 수 있죠. 큰아이에게도 이렇게 이야기한 적이 있어요. "감사하게도 아빠는 누군가가 건강해지는 데 도움을 주는 보람찬 일을 하고 있단다." 환자분이 좋아지시고 혹은 나중에 그 소식을 전해주셨을 때가 가장 행복한 순간이랍니다.

Question 개원의로서 앞으로의 계획을 들을 수 있을까요?

개원의는 식물과 같다고 생각합니다. 지금처럼 열심히 환자 한 분 한 분 진료하고 열심히 설명하고, 치료하다 보면 뿌리가 단단해지고, 더 지역사회에 자리를 잡으리라 봅니다. 환자분들과 함께 늙어가면서 그분들이 건강한 생활을 하실 수 있게 치료해 나가는 것이 저에게 주어진 목표이자 소명이고요.

Question 유능한 한의사가 되기 위해선 어떠한 노력과 활동이 필요할까요?

한의사가 되는 과정도 중요하지만, 되고 난 후의 과정이 더 중요한 것 같아요. 학부 시절에 공부를 위해 배웠던 학문이 아니라, 진료 영역에서 왜 이 내용이 필요한지를 다시 공부해야 하는 것들이 많거든요. 모든 학문이 다 비슷하겠지만, 학교에서 배운 학문은 그 세계에 들어가기 위한 기초라 생각합니다. 그렇기에 배운 지식을 기반으로 해서 임상에 나와서는 세미나, 논문, 서적 등을 통해 꾸준히 지식을 습득하고 적용하는 과정이 필요하고, 실제로 저는 지금도 그렇게 하고 있습니다

Question **주변 지인들에게 한의사** 직업을 권하실 의향이 있나요?

저는 추천 의사가 있습니다. 정책적 측면에서 다소 아쉬운 부분들도 있지만, 스스로 다시 전공을 선택할 스무 살로 돌아간다고 해도 지금의 직업을 선택할 것 같네요. 우스 갯소리로 다섯 살짜리 막내아들에게 "아빠 힘 떨어지면, 네가 우리병원에서 진료하고 추나 해줄래?"라고 말하기도 해요.

Question **진학이나 진로로 고민하는** 청소년들에게 조언 부탁드립니다.

제가 어렸을 때만 해도 직업에 관한 정보가 많지 않았어요. 하지만 요즘은 웹이나 유튜브 등에도 정보가 많고, 무엇보다 이런 식으로 책을 통해 직업에 대해 알려주기도 하잖아요. 막연히 '나는 무엇을 하고 싶다'가 아니라, 그 직업이 실제 어떤지를 잘 찾아보고 결정하셨으면 좋겠네요.

덧붙이면, 위에서 말한 것처럼 제가 알았던 한의사와 현재 일하고 있는 한의사는 많이 달랐거든요. 그렇기에 실제 그 직업에서 일하는 분들에게 정확히 물어보는 것을 가능하다면 꼭 해보셨으면 좋겠어요.

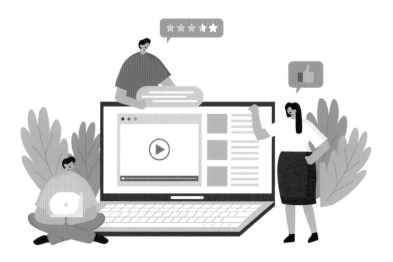

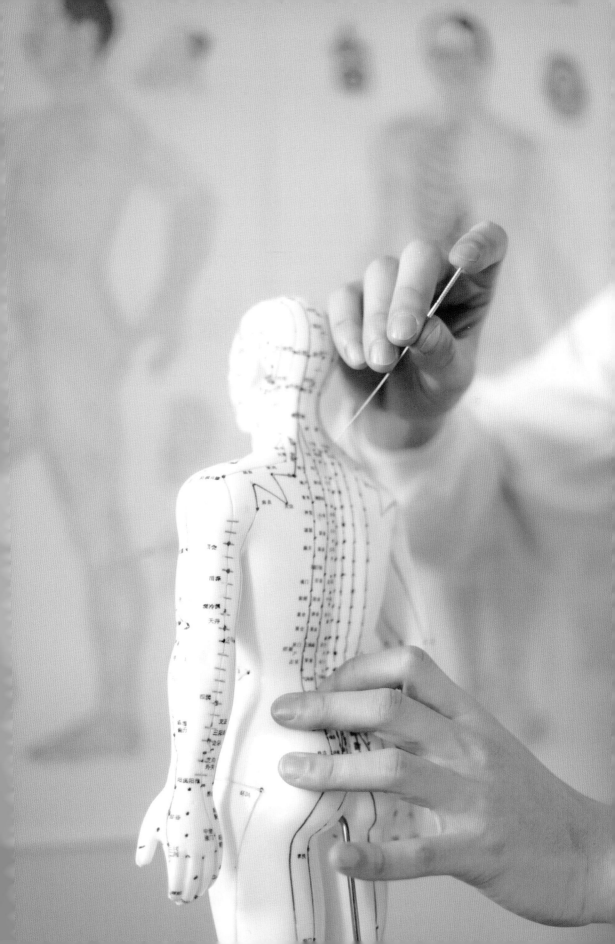

어린 시절부터 주관이 아주 뚜렷하고 주도적인 성격이었다. 학교 수업을 마치면 도서관에 가서 장르를 가리지 않고 다양한 책을 읽었으며 친구들의 고민 상담도 많이 하였다. 학창 시절 정신과 질환에 관심이 많았기에 의대에 진학하려고 하였으나, 정신과 환자를 진료하고 싶다면 한의대에 가는 게 좋겠다는 진학 상담 선생님의 권유로 한의대에 진학하였다. 한의대생 시절엔 학과 수업뿐만 아니라, 연구에도 관심이 많아 친구들과 그룹을 만들어 학회지에 논문을 발표하기도 했다. 또한 의료봉사활동에 참여해서 진료 보조 역할도 했고, 한의학 연구원에서 주최하는 '블로그 기자단'에 참여하여 블로그 활동도 했다. 성클리닉 진료에 관심을 가진 후에는 미트라한의원의 이재형 박사를 찾아가기도 하였다. 졸업 후 부원장으로 근무하며 다양한 근골격계 통증 환자 위주로 진료하다가, 이후에 요양병원, 여성 질환 특화 한의원 등에서 근무한 후 작은 한의원을 인수해 1년 정도 경영하였다. 현재 여성 질환을 중점적으로 진료하는 여우한의원을 운영 중이다. 돌이 갓 지난 아기를 키우는 워킹맘이자 유튜버이기도 하다.

이은 한의사

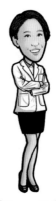

현) 여우한의원 원장

• 이레한의원 원장
• 성지요양병원 한의과 원장
• 만당한의원 원장
• 대한스포츠한의학회 기획위원
• 대한동의보감학회 정회원, 대한한방부인과학회 정회원
• 우석대학교 한의학과 졸업
• BBU 필라테스 지도자 자격증 이수
• 저서 「옆집한의사 으니언니의 성상담소」
• 유튜브 채널 '언니네 성상담소' 운영

한의사의 스케줄

이은
한의사의
하루

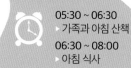
05:30 ~ 06:30
▶ 가족과 아침 산책
06:30 ~ 08:00
▶ 아침 식사

22:00 ~
▶ 취침

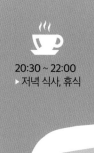
20:30 ~ 22:00
▶ 저녁 식사, 휴식

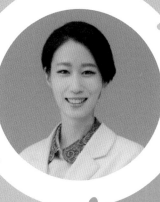

08:00 ~ 09:30
▶ 출근
10:00 ~ 14:00
▶ 오전 진료

15:00 ~ 19:00
▶ 오후 진료
19:00 ~ 20:30
▶ 퇴근

14:00 ~ 15:00
▶ 점심 식사

육체와 정신이 밀접하게 연결된 한의학

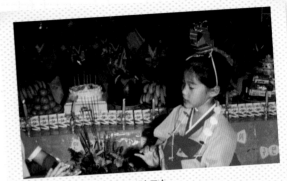

▶ 유치원 합동 생일파티 때 찍힌 모습

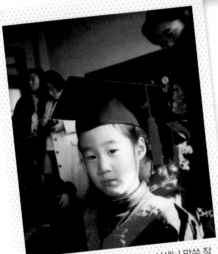

▶ 어릴 때부터 수업 열심히 듣고, 선생님 말씀 잘 듣는 모범생이었습니다.

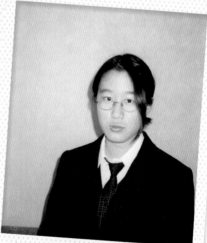

▶ 지금은 평범하지만 언젠가는 특별해지고 싶다는 꿈을 꾸었던 중학교 2학년 시절

Question **어린 시절에 어떤 성향의** 아이였는지 궁금합니다.

어린 시절부터 다소 애늙은이 같고 주관이 아주 뚜렷한 아이였어요. 어릴 때 짓궂은 남자애들이 여자애들 놀리는 걸로 재밌어하잖아요. 저는 남자애들이 놀리면 '내가 반응을 안 하면 그만두겠지' 생각하면서 처음부터 무시하는 덤덤한 여자아이였어요. 주위 사람들의 시선이나 유행에도 별 관심이 없었고요. 돌이켜보니 눈치도 별로 없었던 것 같네요. 수업 끝날 즈음 선생님이 질문 있냐고 물어보시면 꼭 눈치 없이 손들어서 이것저것 질문도 했었죠. 눈치가 좀 없긴 했어도 다행히 친구는 많은 편이었어요. 부모님은 저를 학원에 안 보내시고 제가 주도적으로 공부하게끔 하셨어요. 수업이 끝나면 늘 친한 친구들과 도서관에 가서 장르를 가리지 않고 이런저런 다양한 책을 읽었죠. 애늙은이 성격 탓에 어릴 때부터 또래들의 고민 상담을 많이 해주기도 했답니다.

Question **특별히 관심을 두거나** 잘하는 과목은 무엇이었나요?

어릴 땐 영어 과목을 매우 좋아했어요. 부모님께선 다른 학원은 안 보내셨어도 영어 회화만큼은 꼭 필요하다며 초등학생 때부터 원어민 선생님과 그룹 회화를 시켜주셨었죠. 저는 시골 소도시 출신인데, 제가 초등학생 때만 해도 길에서 외국인 보는 게 굉장히 드문 일이었거든요. 다른 문화권에서 온 선생님과 짧은 영어로 토론도 하고, 전통음식도 만들어 먹고 하는 과정 자체가 굉장히 재밌었어요. 그 덕에 문법을 따로 공부하지 않아도 영어가 몸에 저절로 익어서 이후로도 입시 영어는 굉장히 편했어요.

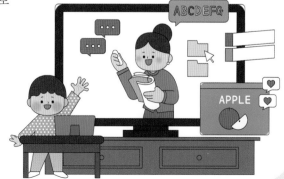

Question 학창 시절에 기억에 남는 경험을 나눌 수 있을까요?

특별해지길 꿈꾸는 평범한 모범생이었던 것 같아요. 공부는 열심히 했고 잘했어요. 중학생 때는 록 음악을 좋아해서 교내에 밴드부를 만들고 싶어서 뜻이 맞는 친구들을 모아 근처 대학교 밴드 동아리로 배우러 다니기도 하고, 한방병원 지하 합주실을 빌려서 연습도 했었죠. 열심히 준비했었는데, 자금적인 문제로 무산되었지요. 하지만 좋은 추억으로 남아있어요. 아직도 그때의 친구들을 자주 만나고 있으니, 소중한 인연은 건진 셈이죠.

Question 학창 시절부터 한의사가 되길 원하셨나요?

고등학교 2학년 때까지만 해도 정신과 의사가 되고 싶었어요. 부모님은 제 의견을 최대한 존중해주는 편이셨고요. 특히 또래 친구들의 고민 상담을 많이 해줬던 게 직업을 결정하는 데 계기가 된 것 같네요. 다양한 친구들의 이야기를 듣고 함께 해결책을 찾아보곤 했던 경험들이 현재 환자를 진료하는 데도 큰 도움이 되고 있어요.

Question 진로에 관련해서 특별한 활동이나 에피소드가 있을까요?

제가 정신과 상담에 관심이 많은 것을 보고, 고등학교 도덕 선생님께서 훌륭하신 정신과 전문의 이시형 박사님을 만날 기회를 마련해주셨어요. 그 이후로 박사님의 책도 여러 권 찾아 읽었는데, 아쉽게도 그 당시 무슨 내용이었는지 지금은 전혀 기억나지 않네요.

 **여러 의사 직종 중에서** 한의사에 뜻을 두신 이유가 궁금합니다.

처음에는 정신과 전문의가 되고 싶어 의대에 진학하려고 했어요. 그런데 진학 상담을 해 주시던 도덕 선생님께서, 외과가 아닌 정신과 질환을 진료하고 싶다면 한의대에 가는 게 좋겠다고 말씀하셨어요. 한의학은 서양 의학보다 육체와 정신이 매우 밀접하게 관련이 있다고 보고 치료에 접근한다고 하시더라고요. 한의대에 와서 공부하고, 임상에서 환자를 진료해보니 정말 그렇답니다.

 **한의사를 직업으로 선택하신 결정적인** 이유에 관해 듣고 싶어요.

일단 고등학교 졸업 후에 한의대에 진학한 이유가 가장 크지 않을까요? 물론 한의대를 졸업하고 다른 일을 하는 분도 계시지만, 한의대를 졸업하면 거의 한의사가 된다고 보시면 돼요.

한의사가 되려면 관련 대학 이외에 어떤 커리어가 필요할까요?

일단 한의대학교나 한의전문대학원에 진학해 국가고시를 보면 됩니다. 그 외에 꼭 필요한 커리어는 없는듯해요.

여성 질환을
집중해서 진료하는
여성 한의사

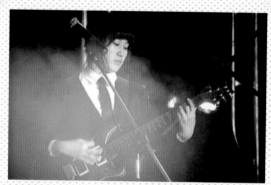
▶ 꿈꿔왔던 밴드부의 로망을 이룬 대학교 1학년 시절

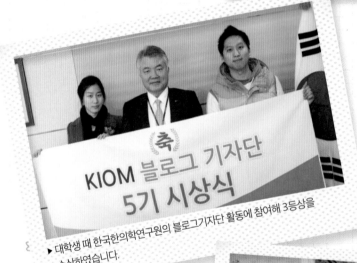
▶ 대학생 때 한국한의학연구원의 블로그기자단 활동에 참여해 3등상을 수상하였습니다.

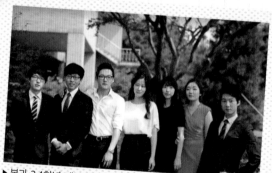
▶ 본과 3,4학년 때는 졸업준비위원회의 일원이 되어 정신없이 바쁘게 보냈답니다.

한의대에 들어와서 대학 생활을 어떻게 보내셨나요?

대학생 때는 가능한 한 다양한 경험을 해보려고 했어요. 학과 수업도 열심히 들었고, 연구에도 관심이 많아서 친구들과 그룹을 만들어 임상 교수님의 도움을 받아 학회지에 논문을 발표하기도 했죠. 의료봉사활동에 참여해서 한의사 선배님들의 진료 보조 역할도 했고요. 또, 한의학연구원에서 주최하는 '블로그 기자단'에 참여하여 블로그 활동도 했답니다. 성클리닉 진료에 관심을 가진 후에는 제가 원하는 진료를 하고 계시는 미트라한의원의 이재형 박사님을 찾아뵙기도 했어요. 매사에 적극적인 학생이었고 열심히 놀기도 했죠. 술도 많이 마셨고 여행도 많이 다녔어요. 저는 지방 대학교에 다녔는데, 주말이면 서울로 연극을 보러 자주 올라오기도 했죠. 재즈댄스도 배우고 회화학원도 다니고 고등학생 때 못해본 것들을 최대한 많이 경험해보려고 했답니다.

Question 대학 생활에서 교내·외 활동 중에서 기억에 남는 일은 무엇인가요?

교내 활동에 많이 참여했었어요. 본과 2학년 때는 한의대 학생회에서 학교행사를 주로 주관하는 기획부장 자리를 맡았는데, 그 해에 '행림제'가 열렸어요. 행림제는 전국 한의대생들이 모여서 여는 축제인데, 한의대 역사상 처음으로 리조트를 빌려서 개최했지요. 물론 기획부장들이 그렇게 하자고 합의한 건 아니고 학생회장들이 결의해놓고 기획부장들에게 일을 떠넘긴 거죠. 몇 달간 주말 내내 전국 한의대 기획부장들이 기차를 타고 충주에 모여 행사를 준비했었어요. 행림제 며칠 전에는 아예 수업을 빼고 합숙했던 기억도 나네요.

한의사 자격으로 이제껏 걸어오신 과정을 알고 싶습니다.

첫 직장은 광진구에 있는 오래된 한의원이었어요. 대표원장님 아래서 부원장으로 근무하며 다양한 근골격계 통증 환자분들 위주로 진료했어요. 이후에는 요양병원, 여성 질환 특화 한의원 등에서 근무한 뒤 작은 한의원을 인수해 1년 정도 경영했죠. 그리고 지금의 한의원을 개원하게 됐어요.

한의사로서 처음 진료했던 환자가 기억나시나요?

퇴행성 관절염으로 양쪽 무릎이 아프신 70대 어르신이 첫 환자였죠. 퇴행성 관절염은 낫게 해드리기는 어려운 질환이기에, 침으로 통증을 완화하여 삶의 질을 향상하는 걸 목표로 치료했어요.

현재 운영하시는 한의원의 특화된 진료 내용을 알 수 있을까요?

현재 강남역에서 여성 질환을 집중적으로 진료하는 한의원을 운영하고 있어요. 여성들의 만성, 재발성 비뇨생식기계 질환과 성교통(性交痛)과 같은 성 건강 관련 질환을 치료하죠. 아마 한의원에서 이런 질환을 진료한다는 게 생소하게 느껴질 수도 있는데, 예시를 좀 들어볼게요. 생긴 지 얼마 안 된 질염이나 방광염은 산부인과에서 항생제 치료 등을 통해 대부분 금방 낫습니다. 하지만 이런 치료를 받아도 증상이 낫지 않고 몇 달 이상 오랫동안 지속되어 고생하시는 분들이 있어요. 이러한 만성질환 분들이 우리 한의원에 많이 오세요. 한약과 침 치료 등의 내부 신체 밸런스를 회복시키면서 치료에 들어가죠.

한의사가 되면 급여나 근무 여건이 어떤가요?

요즘은 한의대를 졸업하고 벤처기업을 창업하거나 연구원이 된다거나 변호사 시험을 통해 의료 관련분야 변호사가 되시는 분이 가끔 보이긴 해요. 하지만 아직도 대다수가 로컬 한의원이나 한방병원 등에서 임상의(臨床醫)로 근무합니다. 임상의 기준으로 말씀드리자면, 개인 차이는 있겠지만 평균적인 연봉은 일반 직장인보다 높은 편이에요. 근무환경은 일반적인 직장인들과 큰 차이가 없는 듯합니다. 다만 한의원을 직접 운영하게 되면 여느 자영업자처럼 휴가 내는 게 쉽지 않아 시간적인 제약이 많죠.

현대의학이 발전하면서 한의학의 입지가 좁아지진 않을까요?

현대의학이 눈부시게 발전했지만, 아직 해결하지 못하는 자가 면역계 질환, 만성 재발성 질환의 치료에 있어 한의학이 강점을 지니고 있어요. 또한 세계적으로 한의학에 관한 연구와 관심이 늘어나고 있어서 한의사의 직업적 전망은 좋을 것이라 봅니다. 전 세계적으로 살펴봐도 우리나라만큼 전통 의학을 잘 계승하고 연구·발전시켜온 나라는 많지 않아요.

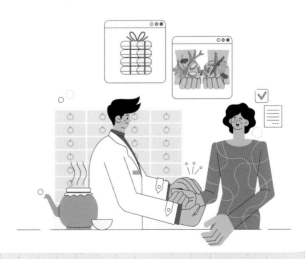

한의사로서 어떠한 자세와 철학으로 진료에 임하시는지요?

의학과 마찬가지로 한의학도 'Do No Harm'이 중요하다고 생각해요. 이 말은 단순히 환자에게 '해를 끼치지 않는다'라는 의미보다 많은 뜻을 품고 있어요. 저는 환자에게 최선의 진료를 하고 있는지를 늘 생각한답니다. 환자가 나한테 치료받음으로 인해 더 효과적인 치료를 놓친다거나, 혹은 필요한 치료 타이밍을 놓치지 않도록 해야 합니다. 그러려면 눈앞에 있는 환자에게 최선을 다하는 건 물론이고, 공부의 끈을 놓지 말아야 하고 내가 치료할 수 없는 경우에는 다른 의료인에게 보내는 것도 중요해요. 또한 신이 아닌 이상 의료에는 100%라는 게 없기에 항상 겸허한 마음으로 모든 가능성을 열어두고 신중해야 하죠.

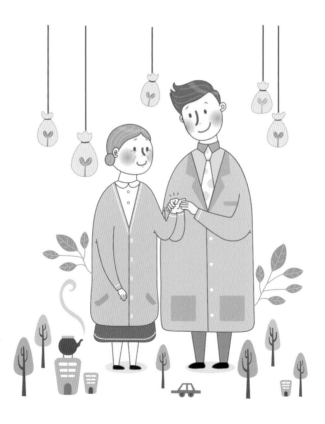

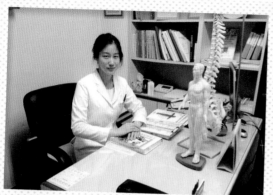

▶ 첫 직장이었던 광진구 만당한의원에서

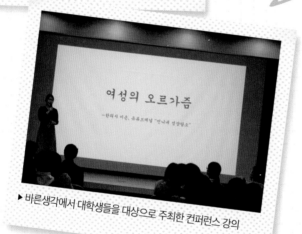

▶ 바른생각에서 대학생들을 대상으로 주최한 컨퍼런스 강의

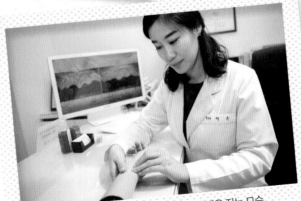

▶ 지금 운영하고 있는 여우한의원에서 환자의 맥을 짚는 모습

열심히 노력하고
버티는 힘이
큰 자산이다

Question **여가에 취미로 하시는 활동이 있나요?**

아이를 낳기 전에는 '살사동호회'에서 열심히 활동했었
습니다. 음악에 맞춰 생각을 내려놓고 몸을 움직이다 보면
머리가 가벼워지는 느낌이에요. 예전엔 외국 댄서들이 한국
에 오면 워크숍을 신청해서 들으러 다니기도 할 정도로 열
심히 했죠. 사실 남편도 살사동호회에서 만나 결혼했답니다.
아직은 아기가 너무 어려서 저녁 시간에 외출이 어려워 현재는
안타깝게도 잠시 접었어요. 나중에 아기가 좀 더 크면 탱고를 배워볼까 생각 중입니다.

Question **한의사로 일하시면서** 가장 뿌듯하셨던 경험을
공유해주시겠어요?

임신을 원하는데 성교통(性交痛)으로 부부관계가 어려워 멀리서부터 찾아왔던 환자분
이 있었어요. 산부인과에서 검사해봐도 아무런 이상이 없었는데, 심한 통증으로 몇 년간
부부관계에 성공하지 못하고 이혼까지 생각하고 계셨죠. 우리 한의원에서 치료받고 통
증이 완화되어 나중에는 반가운 임신 소식을 들려주셨어요. 이렇게 환자분이 치료받고
인생의 위기를 극복하고 행복하게 잘 지내고 계신다는 소식을 들을 때 가장 큰 보람을
느끼죠.

Question 한의사로서 향후 계획이나 포부를 듣고 싶습니다.

지금 환자분이 호소하는 불편한 증상을 치료하는 것뿐 아니라, 치료 후에도 평생 건강 고민이 생겼을 때 가장 먼저 생각나서 찾게 되는 주치의 같은 한의사가 되었으면 좋겠습니다. 나중에 기회가 닿는다면 심리 상담을 좀 더 전문적으로 공부해서 의료적 측면뿐 아니라 정신적인 측면도 살뜰히 살피는 진료도 하고 싶고요. 환자의 환경적인 부분은 제가 바꾸기 어렵겠지만, 환자 자신이 주위 환경에 흔들리지 않고 굳센 멘탈로 스스로 스트레스를 관리하게끔 도와드리고 싶어요. 또한 여성 건강을 위해 올바른 성 인식과 성 문화를 정착하는 사회적 활동에도 참여하고 싶답니다. 제 전문성을 살려 동양의 성에 대해서도 좀 더 연구하고 싶어요.

Question 한의사로서 좀 더 성장하기 위해서 현재 하시는 활동이 있을까요?

자주 업로드하진 못하지만, 유튜브도 놓지 않고 꾸준히 올리고 있고 임상 논문을 내려고 준비도 하고 있어요. 예전에는 강의도 하고 소모임도 많이 주최했는데, 지금은 육아 때문에 활동이 멈췄어요. 아직은 아기가 어려서 육아하느라 개인 시간이 너무 부족합니다. 하지만 넓게 보면, 지금 제가 한 가정의 일원으로서 충실하게 아기를 키워내는 것, 그리고 엄마로서 성장하는 것 자체가 다양한 환자의 상황을 이해하고 진료하는 데 도움이 되는 활동이라고 생각해요.

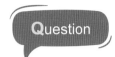

가까운 사람이 한의사가 되려고 한다면 어떻게 하실 건가요?

제 딸이 저를 이어서 한의사가 된다고 해도 좋을 것 같아요. 다만 왜 한의사가 되고 싶은지를 자세히 이야기를 나눠봐야 하겠지만요. 만약 돈을 많이 벌고 싶은 게 주된 이유라면, 더 쉽고 더 많이 벌 수 있는 직업이 얼마든지 있거든요. 인생에서 가장 중요한 것 중 하나가 건강이라 생각해요. 내가 하는 진료행위가 다른 사람을 건강하게 만든다는 점에서 엄청난 보람과 희열을 느낍니다. 그리고 지금도 한의학 자체가 정말로 재밌습니다. 손발에 침을 놔서 소화기나 화병 증상이 나아지기도 하고, 몇 년간 스테로이드를 사용해도 낫지 않던 아토피 등과 같은 고질적인 질병이 한약 치료로 낫는 걸 보면 정말 한의학의 효과에 감탄하게 되죠. 임상 연차가 쌓이면서 점점 당연하게 여겨져서 무덤덤해지긴 했는데, 임상 1년 차에는 정말 신이 났어요. 가끔 환자분들도 정말 이런 게 가능하냐며 신기해하신답니다.

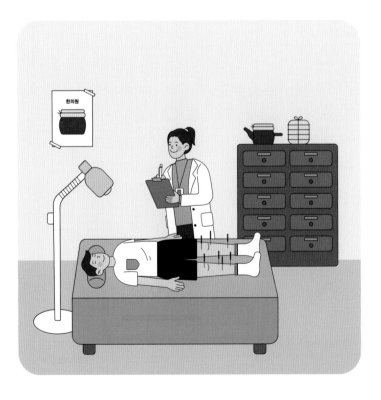

지금도 그렇겠지만 제가 중고등학교에 다닐 때도 입시 경쟁이 치열했었죠. 그 당시에 저는 좋은 성적을 받지 못하고 좋은 대학교에 들어가지 못하면 인생이 망할 거로 생각했던 것 같아요. 하지만 사회에 나가보니 절대 그렇지 않더라고요. 대학생 때는 소위 공부 잘하는 대학교나 학과에 다닌다는 사실로 약간 목에 힘이 들어갈 수도 있지만 몇 년 안 가요. 결코 그게 인생의 성공이나 행복을 보장해주지는 않아요. 그렇다고 성적을 무시하는 건 아니에요. 다만 무언가에 집중해서 싫은 걸 참아내고 열심히 몰두해서 도전하는 경험 자체가 아주 소중하다고 생각해요. 그게 공부가 될 수도 있고 운동이나 음악, 미술이 될 수도 있겠죠. 아마 미리 진로가 정해지지 않은 많은 청소년에게는 공부가 될 텐데요. 공부에 흥미가 없는 학생이라면 지금의 입시 공부가 무의미하게 느껴지고 싫을 수도 있을 거예요. 어쩌면 나중에 내가 좋아하는 걸 만났을 때 열심히 하면 된다고 생각할 수도 있겠네요. 하지만 내가 좋아해서 시작한 일이라도 싫을 때가 생기고 그만두고 싶은 순간들이 찾아옵니다. 지금 하기 싫은 마음을 다스리고 열심히 노력해보는 끈기를 기르는 경험이, 나중에 어떤 일을 하든지 큰 자산이 되어줄 거라 확신해요. 공부도 후회 없이 열심히 하셨으면 좋겠어요. 하지만 혹시 결과가 만족스럽지 않더라도 인생 끝난 것 같은 절망이나 좌절감에 빠지진 마세요. 실제로 인생이 끝난 게 절대 아니니까요.

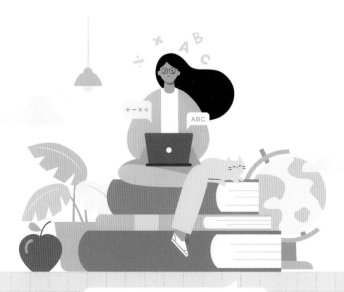

서예가이며 동양철학에 관심이 많았던 아버지 덕에 자연스럽게 한의학에 관심을 두게 되었고, 어린 시절부터 지속해서 한의사를 꿈꿨다. 한의대 시절, '침구학회'라는 학술동아리에 가입해서 열심히 활동하였으며, 율동과 연극을 선보이는 '빛망울'이라는 연극동아리에서도 두각을 나타내었다.

졸업 후에 진주에서 공중보건의로 복무하다가, 동문회 선배의 제안으로 '열린한의원'에서 처음 진료를 시작하면서 한의사로서의 역량을 키웠다. 그 후 부산에 있는 큰 규모의 '자연안에한의원'에서 근무하면서 다방면으로 많은 걸 배웠고, '성남한의원'에 이직하며 사상의학과 사암침법으로 수많은 환자를 치료했다.

현재는 '터한의원'에서 다양한 환자들을 만나 다양한 질병을 치료하고 있다. 또한 평소 책과 글쓰기에 관심이 많았기에 독서 모임을 만들어서 사람들과 책에 대한 교류와 소통도 열심히 하였으며 글쓰기 모임을 조직해서 구성원들이 간직할 수 있는 책을 만들기도 하였다.

김성록 한의사

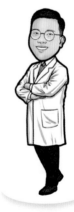

현) 터한의원 강남점 진료원장
- 성남한의원 진료원장
- 자연안에한의원 연산점 진료원장
- 열린한의원 진주점 진료원장
- 진주시보건소 공중보건의
- 척추신경추나의학회 회원
- 대한응용근신경학회(Applied Kinesiology) 인정의
- 대구한의대학교 한의학과 졸업

한의사의 스케줄

김성록
한의사의
하루

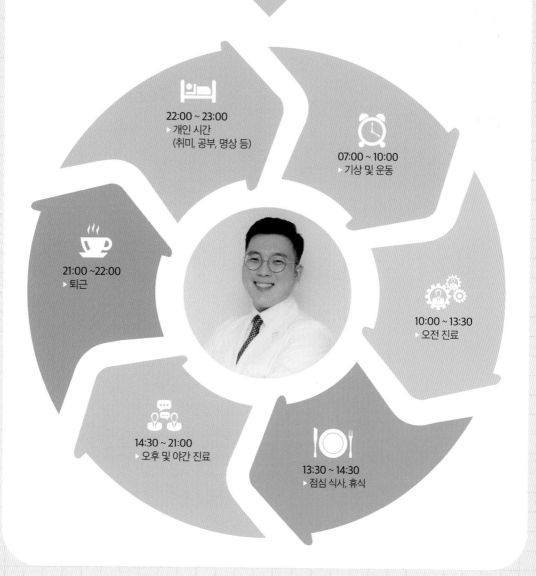

22:00 ~ 23:00
▸ 개인 시간
 (취미, 공부, 명상 등)

07:00 ~ 10:00
▸ 기상 및 운동

21:00 ~ 22:00
▸ 퇴근

10:00 ~ 13:30
▸ 오전 진료

14:30 ~ 21:00
▸ 오후 및 야간 진료

13:30 ~ 14:30
▸ 점심 식사, 휴식

초등 시절
먹물을 묻히며
뛰놀다

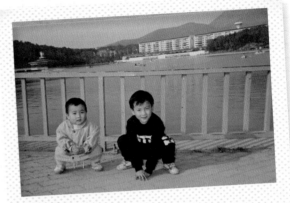
▶ 3살 때

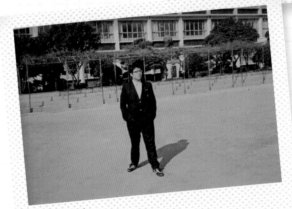
▶ 중학교 졸업

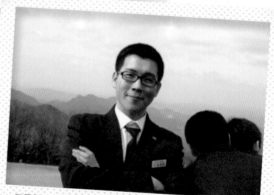
▶ 고등학교 2학년

어린 시절 어떤 환경에서 어떻게 자라셨나요?

아버지께서는 경남에서 유명하신 서예가예요. 아버지는 서예학원을 운영하셨는데, 학원 옆에 바로 집이 있어서 학교 일과를 마치면 저는 늘 학원으로 갔어요. 서예학원 책상에 앉아서 붓글씨를 쓰시던 어른, 한자를 공부하고 있는 형, 누나들 옆에 앉아서 숙제하기도 하고 함께 놀기도 했죠. 그래서 저한테서 항상 먹 향기가 진동했고, 양손에는 먹물이 한가득 묻어있었죠. 학원에서는 서예와 한문·한자를 가르쳤으니, 한의사에게 기본이 되는 '한자'와 친해질 수밖에 없는 환경이었어요.

Question **어린 시절에** 어떤 성향의 아이였나요?

어릴 적 동네에서 제 별명이 '인사맨'이었어요. 밝은 목소리로 인사를 잘했었죠. 인사를 잘해서 생긴 별명에서 알 수 있듯이 저는 낯가림이 많지 않았어요. 어머니 말씀에, 제가 다섯 살 때 배고프면 옆집에 가서 "밥 좀 주세요" 하고 밥을 얻어먹고 온 적도 있었다고 하네요. 스스럼없이 먼저 다가가는 성격이 한의사로 일할 때도 큰 도움이 됩니다. 처음 본 환자분이라도 밝게 인사하고 반갑다고 악수도 하죠. 그렇게 먼저 다가가면 환자분들도 제게 다가와요.

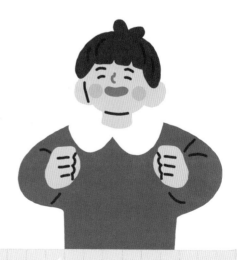

Question 학창 시절 남달리 좋아했던 과목이나 분야는 어떤 것이 었나요?

국어와 역사를 좋아했습니다. 저는 어릴 때부터 책을 많이 좋아했어요. 만화책을 특히 좋아했고요. 책이라면 문학, 비문학을 가리지 않고 다 읽었죠. 그래서 도서관을 밥 먹듯 다녔어요. 할 일이 없으면 그냥 도서관에 갔지요. 책 속에서는 전 세계 어디든 갈 수 있고, 무엇이든 상상할 수 있었거든요. 마냥 즐거웠죠. 책을 많이 읽은 사람은 수능 때 국어 시험을 잘 본다고 하는데 딱 제가 그런 케이스였어요. 별달리 공부하지 않아도 국어는 늘 1등급이었답니다. 역사는 특히 한국사를 좋아했어요. 어머니가 사주셨던 한국사 전집을 책 표지가 닳도록 읽었던 기억이 납니다. 어릴 때도 한의사에 대한 꿈이 있었기 때문에 허준 선생님이나 이제마 선생님에 관한 얘기가 나오면 더욱 집중해서 읽었던 기억이 있어요.

Question 중고등학교 시절 학업과 성적 관리는 잘 되셨나요?

수학과 과학은 상대적으로 잘하지 못했어요. 고등학교 1학년 때 다른 과목은 다 1등급이었는데 수학과 과학은 2등급이었으니까요. 그렇지만 한의대는 이과에서 압도적으로 많이 뽑거든요. 그래서 고등학교 2학년에 올라가기 전에 큰 고민 없이 이과를 선택했죠. 그런데 고등학교 2학년 때 수학과 과학을 열심히 공부해도 성적이 잘 안 오르는 거예요. 많이 힘들었어요. '내가 왜 이과에 와서 이런 고생을 할까? 문과 가면 더 잘했을 텐데'라는 생각과 '그래도 한의대를 꿈꿨으니 별수 없잖아. 열심히 하자'라는 마음이 늘 싸웠어요. 어쨌든 열심히 공부했고 운도 따라서 한의대에 합격할 수 있었죠.

고등학교에서의 생활은 재미있게 보내셨나요?

교우관계는 평범했어요. 춤 좋아하고 걸그룹 좋아하는 고등학생이었죠. 고1 때는 친구들과 원더걸스의 '텔미'로 학교 축제에서 춤도 췄어요. 고3 때는 소녀시대나 시크릿 등 걸그룹을 좋아했었는데, 그 당시에 브라운아이드걸스의 '아브라카다브라'가 대히트를 쳤었죠. 쉬는 시간만 되면 컴퓨터로 달려가서 뮤직비디오를 틀고 골반춤을 췄던 기억이 나네요.

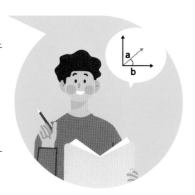

Question **어릴 때부터 한문을 잘할 수 있었던 이유가 무엇인가요?**

서예학원을 운영하셨던 아버지 덕분에 한문과 친하게 지낼 수밖에 없는 환경이었죠. 중학교 때 이미 한자 자격증 준1급을 땄죠. 2,500자의 한자를 외우고, 일정 수준의 한문 독해를 할 줄 알아야 통과하는 시험이었어요. 노트 몇 권을 한자로 도배할 정도로 정말 열심히 했었죠. 하지만 고등학교 때 영어 공부를 하면서 '어릴 때 영어 단어를 외우지 왜 한자를 외웠을까?' 후회하기도 했었어요. 그런데 한의대에 들어와 보니 미리 한문과 한자를 공부해놓은 것은 정말 큰 도움이 되더라고요. 한자를 아예 모르는 상태에서 시험을 치르는 친구들과는 출발선이 달랐죠. 덕분에 남들보다는 조금 더 편하게 학업에 임할 수 있었어요.

학창 시절 한의사 직업에 도움이 될 만한 활동도 하셨나요?

고등학교 때 동아리 활동으로 교지편집부를 했었어요. 교내에 발행되는 교지를 발간하는 작업을 맡았죠. 기사를 작성하고, 작성한 기사를 다시 수정하는 작업을 하다 보니 알게 된 점이 있어요. 내가 글을 다듬으면 다듬을수록 기사가 읽기 편해지고, 잘 이해가 된다는 거였죠. 글을 더 잘 쓸 수 있게 된 거죠. 글 쓰는 것과 말하는 건 비슷하다고 생각해요. 한의사가 되면 치료받으러 온 환자들에게 설득하는 과정이 많답니다. 저는 환자분께 설명할 멘트를 미리 준비해서 마치 글을 쓰듯 다듬어요. 매끄러운 멘트가 설득력이 있거든요. 그래서 환자분들께서 저를 더 신뢰하고 치료받으러 오신다고 생각해요.

Question

어릴 때부터 한의사 직업을 꿈꾸신 이유가 궁금합니다.

아버지는 서예가이기도 하셨고 동양철학에도 관심이 많으셨어요. 공부하시면서 아들을 한의사로 만들고 싶으셨나 봐요. 집에 돌아와서 "다녀왔습니다"라고 인사드리면, 아버지께서 "그래, 김원장 왔나"하고 반겨주셨죠. 미래의 한의사, 김성록 원장이라고요. 그런데 그런 인사가 싫지 않았던 거 같아요. 아버지의 지속적인 희망으로 자연스레 한의사에 대한 꿈을 키웠죠. 그래서 유치원 때부터 고등학교 때까지 저의 장래 희망은 늘 한의사였어요. 그러던 중에 한의사가 꼭 되어야겠다는 생각을 한 결정적인 계기가 생겼어요. 고등학교 2학년 때, 어머니께서 몸보신하라고 홍삼을 사주신 적이 있었죠. 그걸 먹으니까 온몸에 빨갛게 피부 두드러기가 올라와서 고생을 심하게 했어요. 제가 원래 아토피성 피부였던데다가 체질에 안 맞는 홍삼을 먹으니까 피부가 확 나빠지더라고요. 아토피 때문에 다녔던 피부과 의사 선생님은 음식이랑 피부는 관련이 없다고 하셨었어요. 그런데 음식 때문에 피부가 너무 안 좋아지니까 의문을 품게 됐죠. 지금도 과로하거나 좋지 않은 음식을 먹으면 피부가 안 좋아지기도 하지만, 한의학으로 제 몸을 잘 관리하고 있답니다.

진로 때문에 부모님과의 갈등은 없었나요?

저를 포함한 가족 모두가 한의사가 되길 바랐기 때문에 갈등은 없었어요. 다만, 가정 형편이 넉넉지 않았던 탓에 막상 한의대에 붙었는데 어머님께서 학비를 어떻게 마련해야 할지 걱정하셨어요. 학기 중에 과외를 하면서 생활비와 학비를 충당했어요. 국가장학금도 지원받아서 무사히 졸업을 할 수 있었죠. 한의사가 된 지금은 학비를 걱정하셨던 저희 어머니가 제일 혜택을 많이 보고 계세요. 보약도 제가 매번 지어드리고, 주변 친구분들 건강상담까지 제가 도맡아 합니다. 아들 덕분에 항상 든든하다고 얘기하실 때마다 효도하는 것 같아 뿌듯하죠.

Question 한의사의 길을 선택하는데 결정적인 멘토나 계기가 있었나요?

아버지께서 제일 결정적인 역할을 하셨죠. 어릴 때부터 지속해서 한자, 한문 등 동양철학 교육을 해주셨고, 한의사라는 직업이 가진 메리트를 늘 말씀해주셨어요. 아버지께서 명리학이나 성명학, 한의학에도 관심이 많으셨거든요. 그런데 그중에서도 제일 인정받을 수 있는 직업이 한의사라고 하시면서 꼭 한의사가 되라고 응원해주셨어요.

다행히 저한테도 한의사 직업이 잘 맞고요. 보통 의대를 꿈꾸다가 점수가 안돼서 한의대에 온 친구들이 방황하기도 하지만, 저는 한의대가 좋았어요. 역사, 국어 과목을 좋아하던 제가 한의대에 오니까 한의학 자체가 기본적으로 역사와 독해 능력이 바탕이 되는 학문이더라고요. 어쨌든 아버지의 선견지명으로 여기까지 올 수 있었네요.

다양한 환자에게서
다양한 사연을 듣다

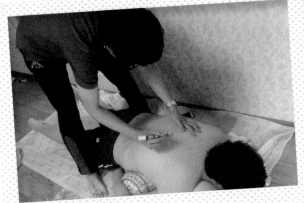

▶ 침구학회 합숙 중 실습

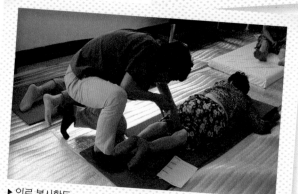

▶ 의료 봉사활동

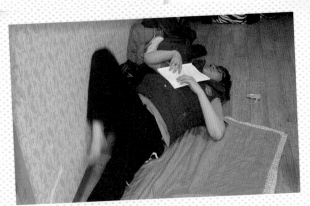

▶ 공부가 너무 힘들어

다른 한의대들도 마찬가지겠지만, 제가 다녔던 대구한의대학교 한의학과는 학교 전체 동아리를 가입하기보다 학과 동아리에 많이 가입했어요. 저희는 경산에서 2년, 대구에서 4년을 학교에 다니다 보니, 경산에서 4년을 다니는 타 학과 친구들과 어울리기 힘든 환경이었어요. 그래서 학과 동아리 중 침술을 연구하는 '침구학회'라는 학술동아리에 가입해서 열심히 활동했어요. 침구학회에서 가장 기억에 남았던 활동이라면, 실제로 학회원들끼리 서로 침을 찔러보고, 침을 맞아보는 자침 합숙이 제일 인상이 깊어요. 대구의 제일 명산이라는 팔공산에 들어가서 2박 3일간 합숙하면서 하는 일은 오직 하나, 침을 놓고 침을 맞는 거예요. 아침부터 새벽까지 361개의 혈 자리에 침을 놓고, 침을 맞는 합숙이 3일 동안 진행되죠. 정말 보통 일이 아닙니다. 소위 말해서 기가 빨린다고 하는데, 정말 기가 빨려 골골대는 경험을 한답니다. 합숙 중에 도망치고 싶다는 생각이 굴뚝같지만, 팔공산 자락에 갇혀있어서 쉽게 도망칠 수도 없어요. 하지만 3일을 참고 견디면 해냈다는 성취감이 대단합니다. 온몸에 침 맞고 든 멍과 혈 자리의 위치를 익히기 위해 죽죽 그어진 매직이 지워지지도 않고 선명하게 남아있어요. 하지만 마음만은 기쁘고 홀가분하게 집으로 돌아갔던 기억이 나네요.

저는 중고등학교 때부터 춤을 좋아했어요. 그래서 대학교에 들어가면 댄스동아리에 가입하려고 염두에 뒀었는데, 애석하게도 그 당시엔 댄스동아리가 없었답니다. 그와 유사한 동아리가 하나 있었는데 바로 '빛망울'이라는 연극동아리였어요. 율동과 연극을 선보이는 공연동아리였죠. 새내기 배움터에서 첫 공연을 보고 눈물을 흘릴 정도로 감동해서 바로 가입했어요. 공연에서 저는 보통 개그 캐릭터를 담당했어요. 귀염뽀짝한 아이돌, 일본 애니를 좋아하는 오타쿠, 학생 엄마와 정분나는 과외선생 등 다양한 역할로 관객들을 웃겼습니다. 그때 다져진 연기와 캐릭터에 대한 고민이 지금 진료에 도움을 주고 있어요. 한의사는 환자에 따라서 다른 모습으로 다가가야 하거든요. 진지한 환자에게는 자세한 설명을, 의심 많은 환자에게는 확신 있는 모습을, 마음이 힘든 환자에게는 공감하는 모습 등 그때그때 상황에 맞는 모습을 보여줘야 하죠.

공연동아리 활동을 하시면서 기억에 남는 경험도 있으실 텐데요?

공연동아리에 가입해서 여러 번 공연하다 보니, 동기들 사이에서 저는 '무대 체질'로 각인이 되어있었나 봐요. 교내 장기자랑이나 축하 무대가 필요한 곳이 있으면 과 대표나 학생회에서 도와달라고 요청이 왔었죠. 그러면 전 당연한 듯 무대를 준비했고요. 실제로 공연을 좋아했으니까요. 아이돌 댄스도 많이 췄는데 제일 기억에 남는 무대는, '렛잇고' 공연이에요. 수성못 야외공연장에서 동기들 100명이 앉아있는 가운데, 같은 공연동아리 친구들과 함께 겨울왕국 OST인 '렛잇고' 실사 버전을 연기했어요. 노래가 틀어지는 약 4분 동안 관객석에서 쉴새 없이 웃음이 터졌죠. 공연이 끝나고서 정말 많은 찬사를 받았는데, 후배들에게도 '장기자랑은 이래야 한다'라며 내려오는 전설적인 영상이 되었답니다.

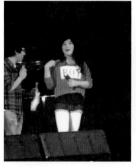

▶ 예과2학년 학교축제 여장남자   ▶ 본과3학년 장기자랑

Question 한의대에서 학점 관리가 어렵진 않으셨나요?

  의학과나 치의학과도 그렇겠지만, 한의대는 시험이 무척 많답니다. 중간고사, 기말고사 외에도 매주 시험의 연속이었으니까요. 시험 치르기 전날 밤이면 학교 도서관이나 강의실은 늘 만원이었죠. 한의학과는 유급제도라는 게 있어요. 보통 다른 학과에선 한 과목이 F가 나오면 그 과목만 다시 재수강하면 되거든요. 그런데 우리 학과는 한 과목만 F가 나와도 그 학기에 해당하는 모든 과목을 다시 재수강해야 했어요. 그걸 유급이라고 했는데, 다들 두려워했습니다. 한 과목만 실수해도 1년을 쉬는 거니까 시험을 정말 열심히 준비할 수밖에 없었죠. 과목마다 공부량이 너무 많아서 밤을 꼬박 새우는 날도 많았어요. 밤에 시험공부 하다가 너무 피곤해서 잠깐 눈을 붙였는데 아침이 된 적이 있어요. 허겁지겁 시험을 치러 갔는데, 하늘이 도우셨는지 겨우 시험을 통과했었죠. 이런 우여곡절을 겪으면서도 6년 동안 별일 없이 무사히 졸업했으니 참 다행이라고 생각해요.

Question 한의대에서 정기적으로 의료봉사활동도 하셨다고 들었습니다.

  대구한의대는 동문회가 활성화가 잘 되어있는데요. 출신 지역에 따라 가입이 됩니다. 저는 마산에서 고등학교를 나왔기 때문에 마산-진해-창원 동문회, 줄여서 '마진창 동문

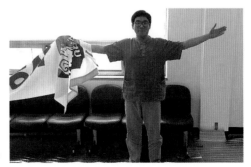

▶ 동문회장 시절 의료봉사 활동

회'에 가입했어요. 마진창 동문회는 1년에 1번 여름에 의료봉사활동을 떠났어요. 의료봉 사활동에 참가하면 정말 많은 걸 배우고 옵니다. 예과생 때 환자분들을 안내해드리는역 할을 맡았는데요. 의료봉사를 하는 회관 앞에 서서 오시는 분들 안내해드리고 가시는 분 들에게 인사하는 역할이었죠. 한약과 파스를 들고나오시는 할머니께 잘 가시라고 인사 를 크게 했었답니다. 그러자 그 할머니께서 "정말 고맙다"라며 손을 잡고 눈물을 글썽이 셨어요. 제가 한 거라곤 뙤약볕에 서서 인사한 것밖에 없는데, 이런 말을 들을 자격이 있 나 싶으면서도 내심 뿌듯했어요. "아이고, 인사만 들어도 다 나은 것 같다"라고 말씀해주 시는 할아버지, 할머니분들도 많으셨어요. 지금도 매년 여름이 되면 의료봉사에 가게 되 는 것도 그런 보람 때문이 아니었나 생각해요.

Question **한의사 자격으로 본격적으로 진료했던 때는 언제였나요?**

학교를 졸업함과 동시에 한의사 면허증을 취득한 저는 일단 군 복무 문제부터 해결해 야 했어요. 공중보건의 제도라는 게 있는데, 한의사는 일반 군 복무 대신에 병·의원이 없는 무의촌이나 각 시·군 보건소에서 3년간 대체복무를 합니다. 저는 경상남도 진주에 서 공중보건의 생활을 했어요. 복무가 끝나가던 시기에 같은 도시에서 한의원을 하던 동 문회 선배님의 제안으로 열린한의원 진주점에서 진료를 시작했어요. 첫 직장이라 모르 는 게 많았죠. 선배님께서는 저에게 한의사로서 가져야 할 마음가짐과 기본 소양들을 많 이 가르쳐주셨고, 저도 열심히 배웠어요. 그러면서도 목, 허리, 어깨 질환 같은 필수적인 근골격계 질환 치료도 배웠고요. 추나를 전문적으로 하는 한의원이었기 때문에 인체의 올바른 정렬과 재활 운동에 대해서 많이 배웠죠. 첫 직장인만큼 열정적으로 진료했고, 퇴사할 때 환자들에게서 많은 편지를 받았어요. 생각하면 흐뭇했던 직장입니다.

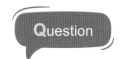

열린한의원에서 나오신 후에 지금까지의 과정을 설명해 주시겠어요?

'열린한의원'을 퇴사한 후 부산에 있는 '자연안에한의원'에서 일했어요. 이곳은 입원실을 갖추고 있는 한의원일 뿐만 아니라 재활까지 가능한 PT 스튜디오를 같이 운영하는 큰 규모의 한의원이었어요. 또한 8체질 진료, 피부질환 치료도 하는 곳이었죠. 대표원장님께서는 학문이면 학문, 경영이면 경영, 무엇 하나 빠지지 않는 다재다능한 분이셨어요. 소위 능력자셨기 때문에 함께 일하면서 정말 다방면으로 많은 걸 배웠습니다.

그리고 '성남한의원'으로 옮기게 됐죠. 여기는 사상의학으로 사람의 체질을 나누고, 사암침법으로 환자의 질병을 치료하는 곳이에요. 매우 다양한 사람들이 내원하고, 매우 다양한 질병들을 봤어요. 부인과 질환이나 피부질환, 소화계통 질환도 진료하고, 당뇨나 고혈압 같은 생활 습관병 환자분들도 많이 만나죠. 물론 근골격계 질환 환자분들도 많이 계시고요. 일하는 직원 수만 40명에 육박하는 큰 한의원이라서 대표원장님께 직원 관리와 경영에 대해서도 배우고, 학문적으로도 많이 배웠습니다. 함께 일하는 원장님만 해도 열 분이 넘어서 서로 진료에 대해 고민하고 토론하면서 성장을 많이 했네요.

지금은 '터한의원'에서 일하고 있습니다. 마산 촌놈이 강남까지 와서 진료할 줄은 저도 몰랐는데요. 여기서는 제가 할 수 있는 모든 치료법을 다 펼칠 수 있는 곳입니다. 추나요법, 체질의학, 응용근신경학, MPS, 사암침법 등 제가 배운 술기를 한명 한명 오랜 시간을 들여서 정성스럽게 진료하고 있습니다.

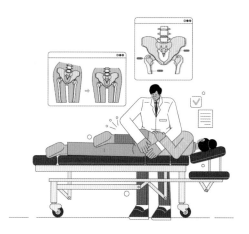

한의사가 된 후에 첫 진료를 하시던 긴장감이 떠오르시나요?

한의사가 되면 바로 환자의 질병을 척척 고치고 싶지만, 아직 경험도 없고 모르는 게 많잖아요. 처음에는 '정말 내가 사람을 치료한다고? 내가 낫게 할 수 있을까?'라고 고민을 했어요. 저에 대한 신뢰가 없었죠. 그런 제가 할 수 있는 일은 환자분께서 어떤 병력을 지니고 있는지, 어떻게 삶을 살아오셨는지 듣는 것이었어요. 환자분들의 말씀을 참 많이 들었어요. 어떤 환자분은 평생 모아온 돈을 사기를 당하셨대요. 그때부터 심장이 조여온다고 하시고, 어떤 어머님은 아들을 사고로 잃은 뒤로 잠을 제대로 못 주무셨다고 하더라고요. 환자 한분 한분마다 가지고 계신 독특한 이야기가 있더라고요. 그분들의 역사를 아니까 아픈 이유가 보이고, 더 잘 치료할 수 있게 됩니다. 사람을 치료하려면, 그 사람의 삶에 대해서 많이 알아야 한다고 생각해요. 지금도 많이 들으려고 노력합니다.

한의사가 되려면 실제로 어떤 준비와 역량이 필요할까요?

현실적으로 말씀드리자면, 한의대에 입학할 수 있을 정도의 성적을 만드는 게 제일 중요합니다. 의대보다는 합격점수가 낮긴 하겠지만, 지금도 높은 합격선을 요구하기 때문에 공부를 열심히 하는 게 중요하죠. 일단 한의대에 입학하신다면 학과 공부를 충실히 하시길 바랍니다. 물론 유급이라는 제도가 있어서 강제로 공부하게 만들겠지만, 결국 학과에서 배우는 공부가 나중에 임상에서 쓸 공부의 중요한 토대가 된답니다. 전문직이라는 말 자체가 어떤 한 분야에서 전문가가 되는 직업이라는 의미잖아요. 그래서 일하게 되더라도 꾸준히 공부가 필요한 직업이에요.

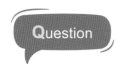

현재 일하시는 한의원의 근무환경과 수입에 대해서 알고 싶습니다.

근무하는 환경마다 다르겠지만, 지금 제가 일하고 있는 한의원은 동료 원장님이 많습니다. 서로 진료에 대한 정보도 공유하고, 고충과 고민도 나눕니다. 함께 일하다 보니 친해져서 취미생활도 같이 하는 때도 있었어요. 집들이도 하고, 프리다이빙도 원장님들과 같이 배웠던 적이 있어요. 하지만 향후 한의원을 운영하게 되면 아무래도 혼자 고민하는 시간이 많아지겠죠. 친구들끼리 자조적으로 "원장실 3평짜리 인생이다"라고 하는데요. 마음먹기 나름이라 생각합니다. 어쨌든 현재 저는 재밌게 진료하고 있답니다. 그리고 한의사는 일반 사무직보다는 연봉이 높다고 생각해요. 본인의 노력 여하에 따라 연봉이 더 올라갈 수도 있고요. 개원하게 되면 수입이 더 높아지겠죠?

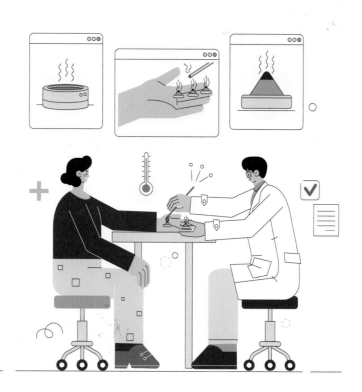

내 꿈은
**사상의학
전파자**

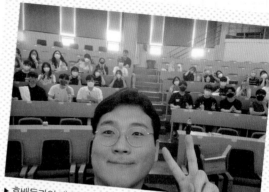
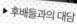

▶ 후배들과의 대담

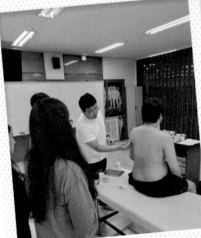

▶ 근육학 실습강의

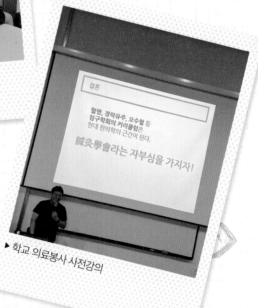

▶ 학교 의료봉사 사전강의

Question 한의사에게 사명감이 중요한 이유에 대해 듣고 싶습니다.

진주에서 공중보건의를 할 때의 일이에요. 제가 면 소재지의 보건지소에서 근무하고 있었기 때문에 치료실에 앉아서 환자를 기다리고 있었어요. 면사무소 직원분께서 오시더니 사망선고를 해주실 수 있겠냐고 따라와달라는 겁니다. 아직 졸업한 지 몇 개월밖에 안 된 햇병아리 한의사여서 어안이 벙벙한 채로 직원분 차를 타고 어느 한적한 시골 집으로 갔어요. 집에 도착하여 안방에 들어가 보니 한 할아버지께서 이불을 덮고 누워계셨어요. 보는 순간 직감했죠. '아, 돌아가셨구나' 할아버지의 맥을 짚어도 맥이 뛰지 않았고, 호흡을 확인해봐도 숨을 쉬지 않으셨어요. "OOO님, 사망하셨습니다."라고 사망선고를 하고 다시 치료실로 돌아왔는데, 생각이 깊어지더라고요. 이게 바로 면허의 무게라고 생각했습니다. 내가 직업으로 삼고 있는 이 일은 사람의 생명과 연관되어 있다는 걸 크게 깨닫는 계기였다고 할 수 있죠. 항상 환자를 진료할 때는 내가 하는 일이 어떤 무게인지 생각하며 진료하려고 해요.

Question 감사하는 마음과 책임감이 한의사에게 중요한 자세라고 생각하신다고요?

선배님과 함께 열린한의원에서 근무할 때였습니다. 점심시간에는 항상 둘이서 밥을 먹었어요. 선배님은 밥을 먹다가도 환자분들이 참 감사하다는 말씀을 많이 하셨죠. "환자분들이 우리를 믿고, 한의원에 찾아와주시는 게 정말 감사하다. 그 덕분에 우리는 명예를 얻고, 또 이렇게 밥을 먹을 수 있는 거야."라고 하셨어요. 참으로 맞는 말씀이었습니다. 정말 감사한 일이죠. 저도 진료하면서 환자분들께 "늘 저한테 치료해주셔서 감사하다고 하시지만, 환자분께서 한의원에 방문하지 않으시면 저는 치료할 수 있는 기회조차 없어요. 저에게 치료할 기회를 주셔서 감사합니다."라고 얘기합니다. 저를 찾아와주시는 환자분들을 향한 감사함, 그리고 그 환자를 꼭 낫게 해주겠다는 책임감이 한의사에겐 매우 중요한 마음가짐입니다.

Question ## 비대면 시대에 한의사의 역할이 위축되진 않을까요?

아픈 사람은 옛날부터 지금까지 쭉 있었어요. 게다가 현대사회가 만드는 새로운 병들이 많이 생겨나고 있죠. 스마트폰의 사용으로 더 심해지는 병들도 많고, 또 잘 움직이지 않으면서 생기는 만성질환도 늘고 있어요. 당뇨, 고혈압, 고지혈증 등의 생활습관병 환자가 계속 발생하죠. 또 원인을 알 수 없는 증후군들도 많아요. 그리고 번아웃 증후군이나 우울증 같은 마음의 병들도 많이 생기고 있고요. 일반적으로 사람들이 알고 있는 근골격계 질환에 대한 수요뿐만 아니라 내과 질환의 수요를 생각한다면 한의사가 할 일은 많아질 거라고 봐요. 요즘 비대면 근무, 비대면 진료가 유행이라지만, 저희는 침 치료를 하기에 환자를 대면할 수밖에 없는 직업이에요. 오히려 더 차별화가 된다고 생각해요.

Question ## 한의사가 되신 이후에 현장에서 느끼시는 새로운 사실이 무엇인가요?

한의사는 쉬운 직업이 아니라는 사실을 알았습니다. 전문직이라서 돈을 잘 번다고 생각하잖아요. 타 직업군보다 연봉이 높은 건 맞지만, 진료라는 행위 자체가 엄청 힘들어요. 절대로 거저 돈을 버는게 아니더라고요. 그리고 개원하면 자영업자가 됩니다. 치료만 잘해서 되는 게 아니라 경영도 잘해야 한의원이 잘 운영되겠죠. 믿을 사람이 나 하나밖에 없기에 그만큼 압박감도 크답니다. 또한 한의사는 계속 공부해야 하는 직업이에요. 새로운 병은 계속해서 생겨나요. 이미 존재하는 병들도 무수히 많고요. 한의사는 기본적으로 사람을 진료하지만, 질병에 대해서 정확히 알아야 환자와 소통할 수 있답니다. 지금은 환자가 의사보다 병에 대한 정보를 더 잘 알아요. 환자에게 신뢰를 주려면 항상 공부해야 하죠. 저도 진료가 끝나면 저녁에 공부하고, 학회에 참석해서 계속 새로운 의학 정보를 업데이트하고 있어요.

취미로 즐기시는 스포츠나 프로그램은 무엇인가요?

저는 기본적으로 물을 좋아합니다. 공중보건의 시절부터 수영을 배우기 시작해서 꾸준히 하고 있어요. 물에 관련된 레저는 다 해본 것 같아요. 서핑도 좋아하고요. 스쿠버다이빙 자격증도 땄어요. 웨이크보드도 해 봤고요. 지금은 프리다이빙이라고 해서 다른 장비 없이 숨을 참고 잠수하는 스포츠도 배우고 있답니다. 일단 물에 들어가면 마음이 차분해지고 편안해집니다. 매일 사람을 상대해야 하는 직업이기에 마음을 투명하게 하는 취미를 좋아하는 것 같아요. 그런 차원에서 명상도 자주 합니다. 2년 전에 11박 12일로 진행하는 명상 캠프에 참여한 적이 있어요. 캠프 기간엔 말 그대로 명상만 합니다. 새벽 5시에 일어나서 오후 9시까지 명상만 하죠. 1시간만 앉아있어도 좀이 쑤시지만, 꾹 참고 앉아있다 보면 몸과 마음이 편안해지는 순간이 다가와요. 잡생각을 다 잊고 호흡에만 집중하는 시간이죠. 그 당시 고민이 많아서 힘들었던 시기였는데, 명상 캠프가 큰 도움이 되었어요. 지금도 일이나 사람으로 힘들 때면 눈을 감고 호흡에 집중합니다. 그럴 때면 스트레스가 가라앉는 걸 느껴요.

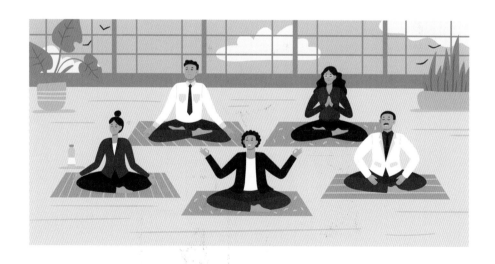

환자에게서 "이젠 안 아파요"라는 말을 들을 때 가장 보람을 느끼죠. 사소하게는 감기, 급체, 발목염좌부터 정말 오래된 만성질환이나 난치병도 마찬가지예요. "다 나았어요"라는 말이 왜 그렇게 듣기 좋을까요? 환자분에게서 저라는 존재가 도움이 됐다는 생각이 들 때 정말 뿌듯하죠. 한의원 근처 정형외과 병원에서 발목 수술을 하고 오신 분이 있었어요. 수술 부위가 자연스럽게 아물어야 하는데, 계속 낫지 않고 진물과 고름이 나서 내원하셨어요. 낫지 않는 수술 부위 때문에 계속 항생제를 복용하고, 병원에 오래 입원하고 계신 분이었죠. 사상의학으로 체질을 진단했을 때 소양인이라고 판단했고, 환자분의 소증(素證, 사상 체질 별로 각각 타고나는 증후)을 확인해서 '형방패독산'이라는 약을 처방했어요. 한약을 복용한 지 며칠 안 되었는데도 불구하고, 상처가 굉장히 잘 아물어서 금방 퇴원하셨다는 소식을 들었어요. 큰 보람을 느꼈죠. 그리고 늘 만성 위염으로 고생하시는 분이 계셨어요. 그분은 침을 오랫동안 맞으셨는데 계속된 침 치료로 속이 편하다는 말을 꾸준히 하셨어요. 그분이 최근 건강검진으로 위·대장내시경을 진행했는데, 위와 대장에 트러블 하나 없이 깨끗하고, 관리를 정말 잘하셨다는 소견을 받았다는 거예요. 저한테 감사의 마음을 전하시는 그분을 보며 정말 뿌듯했죠.

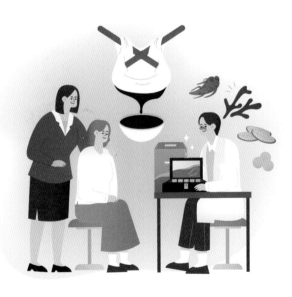

한의사로서 진료하시면서 어렵고 힘들 때도 있었을 텐데요?

"원장님, 왜 이리 안 낫죠?"라는 말을 들을 때죠. 빨리 낫고자 하는 환자의 마음은 이해합니다만, 나싸고싸 치료에 대해서 의심하고 불평하시면 답답하기도 하죠. 모든 병은 예후라는 게 있어요. 감기에 걸리거나, 멀쩡하던 사람이 체할 때는 정말 신기할 정도로 금방 낫습니다. 하지만 대부분 질병은 만성적인 원인으로 생기는 경우가 많아요. 직업적으로 관절을 많이 쓰거나 불규칙적 생활 습관이 지속하면서 생긴 병이라면 치료도 오래 걸리기 마련이거든요. 그런데 몇 번의 진료로 왜 안 낫냐고 불평하시면 정말 억울한 마음이죠. 하지만 열심히 진료받으시고, 습관도 잘 교정했는데도 안 나으실 때면 죄송한 마음이 크죠. 그럴 때는 더 공부하고, 어떤 부분을 놓쳤는지 늘 고민하게 되죠.

Question **사상의학과 관련해서 품고 계신 비전을 알고 싶습니다.**

사상의학을 대중들에게 널리 알리고 싶습니다. 사상의학의 창시자이신 이제마 선생님께서는 병의 원인을 '애로희락의 부절제', 즉 '감정의 폭발'로 봤어요. 감정을 절제하지 못하면 병이 온다고 보셨던 거죠. 마음에 병이 들면 몸에도 병이 온다는 의미죠. 그래서 마음을 관리하는데 사상의학이 큰 도움이 됩니다. 요즘 MBTI가 무척 유행하고 있잖아요. 사상의학도 MBTI처럼 충분히 대중들의 마음을 사로잡을 소재라고 봅니다. MBTI는 성격유형만 보지만, 사상의학은 성격 외에도 건강과 마음의 상태를 볼 수 있으니까 더욱 다양한 얘깃거리가 돼요. 사상의학을 알면 건강해질 수 있으니까 금상첨화죠. 한의사가 사상의학의 전문가로서 조언을 해줄 수 있다면 더 좋겠죠. 그래서 일대일의 진료도 중요하지만, 유튜버나 강연자로서 사상의학과 건강 상식을 알리고 싶기도 해요. 사상의학은 생활 속의 학문입니다. 사상의학의 토대가 되는 '동의수세보원'이라는 책을 보면 '하루 두 끼를 먹는 것이 적절하며 간식을 먹지 말아야 한다'라는 이제마 선생님의 말씀이 쓰여있어요. 그 당시에도 소식의 중요성을 강조하신 거죠. 앞으로 제가 사상의학을 널리 알려서 환자들뿐만 아니라 사람들 모두가 건강했으면 좋겠어요.

Question 한의사를 꿈꾸는 사람이 있다면 권하실 건가요?

적극적으로 추천합니다. 특히 사람에 대한 관심이 많으신 분이라면 더욱 추천해요. 한의학은 같은 증상이라 하더라도 사람 체질이 다르면 처방이 달라집니다. 그래서 사람을 잘 관찰하지 못하면 한의학을 잘할 수가 없어요. 한의학이라는 학문은 늘 사람을 향하기 때문에, 사람 자체에 대한 이해도가 높아지거든요. 굳이 진료가 아니더라도 사람을 만날 때 상대방에게 더욱 관심이 생기고, 또 쉽게 다가갈 수 있어요. 그런 점에서 재밌는 학문이라고 생각해요. 그 한의학을 곧바로 적용할 수 있는 직업이 한의사입니다.

Question 한의사를 꿈꾸는 청소년들에게 교훈의 말씀 부탁드립니다.

인생은 멀리서 보면 희극, 가까이서 보면 비극이라는 말이 있잖아요. 저의 청소년기가 딱 그랬어요. 남들이 보기엔 큰 문제 없이 공부 잘하는 모범생처럼 보였겠지만, 저 자신은 걱정도 많이 했고, 밤마다 막연한 불안감에 시달렸어요. 그래도 한 가지 잘한 게 있다면 공부라는 끈을 계속 놓지 않았던 거예요. 걱정은 많았지만, 굳게 믿으면 실제로 이루어진다는 희망이 있었어요. '나는 한의사가 꼭 될 거다'라고 믿고 꾸준히 공부했어요. 그러다 보니 어느새 한의사가 되어있더라고요. 그렇지만 '한의사'라는 타이틀 자체가 꿈이 되면 안 된다고 생각해요. 한의사는 꿈이 아니라 현실적인 직업이니까요. 단순히 한의사가 되기보다는 '어떤 한의사, 어떤 사람'이 될지 꿈꿔보는 게 필요하다고 봐요. 저는 '그냥 한의사'가 꿈이었어요. 초중고 시절부터 한의사가 되겠다는 꿈 하나로 살아오다가, 막상 한의대에 진학하고 나니 꿈을 이뤘다는 생각이 들면서 나태해지더라고요. 어떤 삶을 살아갈지를 다시 계획하는 데 시간이 좀 걸렸어요. 한의사라는 직업 자체에 꿈을 두지 마시고, 어떤 삶을 살아갈지 꿈꿔보는 게 더 중요하다는 생각이 드네요. 그럴 때 한의사라는 직업이 여러분의 꿈을 실현하는 데 큰 도움을 줄 거예요.

청소년 여러분, 모두 힘내세요!

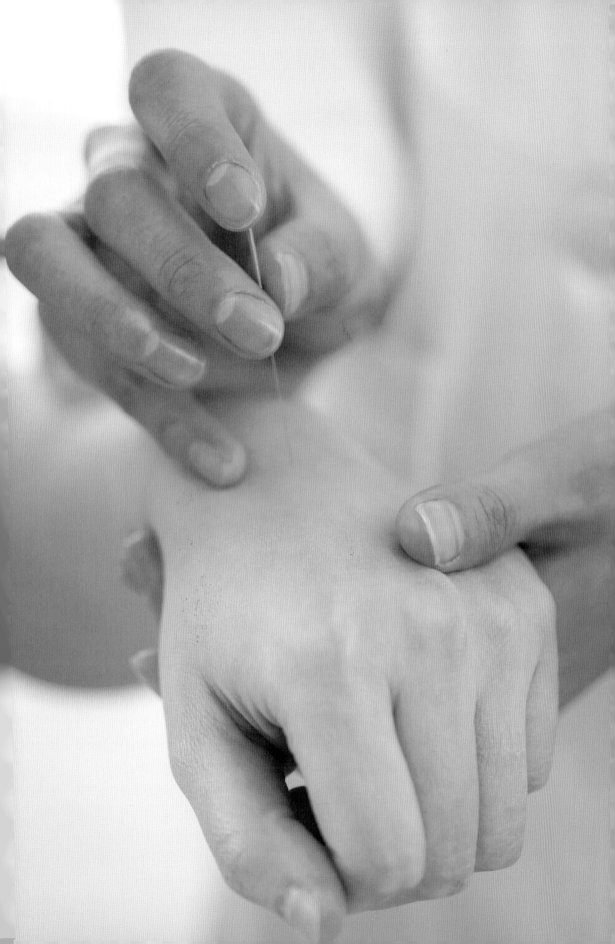

어릴 때부터 조용하고 내성적인 편이었으며, 5살 때부터 8년간 서당에 다니면서 전국한문대회에서 수상도 많이 했고, 한문 1급 자격증도 전국 최연소로 취득했다. 꾸준한 한문 공부는 암기력과 이해력을 높이는 데 큰 도움이 됐고, 책이나 강의를 통해 정보를 받아들이고 적용하는 힘을 키워주었다. 학창 시절 논리적 체계를 갖춘 수학과 과학을 좋아했다. 어릴 때부터 한문에 친숙하였고 실생활에 접목이 가능한 과학을 좋아했기에, 그 둘을 융합해서 활용하는 한의학에 관심을 두고 진학하게 된다. 학부 때부터 한의원에서 자주 참관하면서 임상 현장에서의 간접적 경험을 많이 하려고 했다. 대체복무인 공중보건의로 함평군 나산보건지소의 한의과진료실 한의과장으로 일하면서 농어촌과 의료 벽지에서 3년간 정성껏 환자들을 진료하였다. 그 후에 물빛한의원과 해오름한의원에서 일하다가 현재는 '올치한의원'을 개원하여 진료하고 있다.

김영서 한의사

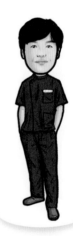

현) 올치(All治)한의원 원장
• 함평군 나산보건지소 한의과진료실 한의과장
• 해오름한의원 진료원장
• 물빛한의원 진료원장
• 김영서 처방공부법 튜터링 강의 진행
• 김영서 실전본초학 강의 진행
• 중의학서적 '화울발지' 번역 중
• 경희대학교 한의과대학 사상체질의학 석사과정
• 우석대학교 한의과대학 수석 졸업

학회활동
• 김영서 처방연구회 회장 외 다수

한의사의 스케줄

김영서
한의사의
하루

07:10
▶ 기상
07:30
▶ 임신한 아내 역까지
　데려다주기

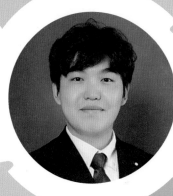

08:00 ~ 08:30
▶ 아침 식사
　출근 준비
08:40
▶ 출근
09:30
▶ 오전 진료

13:00 ~ 14:00
▶ 점심 시간

14:00 ~ 19:30
▶ 오후 진료, 퇴근

20:00
▶ 저녁 식사

[강의가 있는 경우]
20:30 ~ 00:30
▶ 한의사 원장님들 대상
　강의 혹은 스터디 진행

5살 때부터
8년간 서당에
다니다

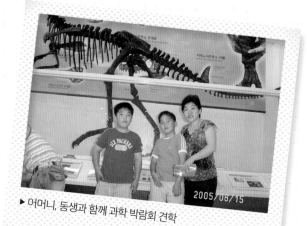
▶ 어머니, 동생과 함께 과학 박람회 견학

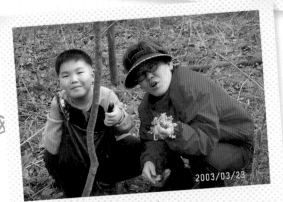
▶ 식물에 관심이 많았던 어린 시절

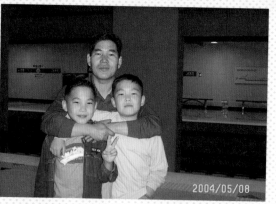
▶ 아버지와 함께

어린 시절 어떠한 성향이었으며 어떻게 보내셨는지요?

성격상으로는 조용하고 내성적인 편이었습니다. 어릴 때는 성격으로 스트레스를 많이 받아서 고쳐보려고 노력을 하곤 했죠. 그 당시엔 고치는 게 어려웠는데, 사회생활하고 환자분들 진료하다 보니 많이 바뀌는 것 같아요. 제가 어릴 때는 한문 공부하는 게 유행이어서 서당을 다니면서 한문 공부하는 것도 좋아했어요. 친구들과 게임하는 것도 좋아했고, 좋아하는 분야가 있으면 끝까지 열심히 했던 것으로 기억합니다. 부모님께서는 제가 열심히 하고 싶은 분야가 있으면 어려운 형편에도 불구하고 최대한 지원을 해주셨죠. 항상 감사한 마음이에요.

어릴 때부터 서당에 다니셨으면 한문 실력이 상당하셨겠네요?

5살 때부터 서당에 다니면서 8년 정도 꽤 긴 시간을 투자했답니다. 한문을 공부하다 보니 흥미가 많이 생겨서 전국한문대회에서 수상도 많이 했고, 한문 1급 자격증도 전국 최연소로 취득했었죠. 무엇보다 나중에 한문 공부를 했던 모든 과정이 학교 공부를 할 때 굉장히 도움이 많이 됐어요.

한문 공부가 어떻게 학교 공부에 도움이 되었나요?

한문 공부를 놓지 않고 꾸준히 했던 것이, 결국에는 암기력과 이해력을 높이는 데 큰 도움이 됐어요. 책이나 강의를 통해 정보를 받아들이고 이해해가며 적용해 나가는 과정들이 한문 공부를 하면서 많이 향상되었거든요. 교과목으론 수학과 과학을 좋아했어요. 서로 약속한 논리적 체계를 통해 문제를 풀면서 정답을 도출하고 실생활에 적용하는 과정 자체를 즐겼던 것 같아요.

Question 중고등학교 시절 학업이나 성적 관리는 잘하셨나요?

중학교 때 여러 번의 시험을 치렀는데, 절반 가까이 전교 1등을 했던 것으로 기억해요. 제일 성적이 안 좋았던 적이 전교 6등이었는데, 절치부심으로 다시 1등으로 복귀했었죠. 고등학교 때는 이과에서 전교 3등으로 졸업했습니다. 공부하면서 다른 친구들을 가르쳐 주는 걸 좋아했어요. 그래서 시험 기간이 되면 친구들에게 따로 스터디도 해주면서 시험 기간 자체를 즐겼던 기억이 나네요.

Question 한의사 직업에 관하여 관심을 두게 된 과정을 들을 수 있을까요?

어릴 때부터 한문 공부를 오래 했었기에 한자와 한문을 좋아했고 친숙했죠. 그리고 실생활에 접목이 가능한 과학을 좋아했었는데 그 둘을 융합해서 활용하는 학문이 바로 한의학이었어요. 한참 한문 공부하던 시절에 <허준>이라는 드라마를 보면서 매료되기도 했고요. 용어 자체가 한문인 동양과학과 동양철학을 통해 내 가족과 지인들의 건강을 직접 살필 수 있는 한의사라는 직업이 점점 마음 깊이 자리 잡았어요.

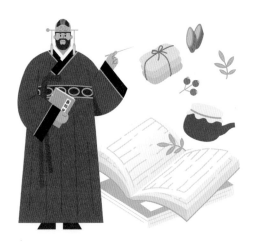

Question 진로 때문에 부모님과의 마찰은 없었나요?

저는 어릴 때부터 한의사가 되고 싶었고, 부모님 역시 한의사가 되고자 하는 제 꿈을 지지해주셨습니다.

Question 대학 진학을 앞둔 고등학교 때에도 한의사의 꿈은 여전했나요?

같은 고등학교를 졸업한 2년 선배님이 서울대 수학과와 한의대에 합격했는데, 한의대로 진학했어요. 한의사가 꿈이었던 저는 그 선배에게 많이 묻고 도움을 얻어가며 꿈을 키웠던 기억이 나네요. 또한 제가 고등학교 다닐 때 선택했던 과목인 지구과학, 생물 선생님께서도 제 진로에 대해 많은 지지와 관심을 주셨어요.

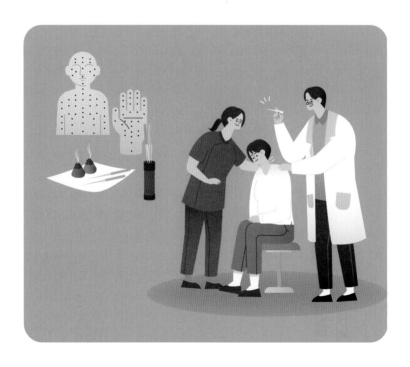

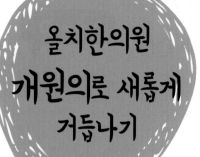

올치한의원
개원의로 새롭게
거듭나기

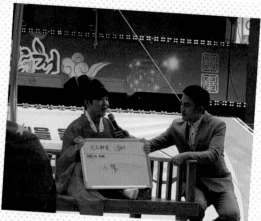

▶ 허준 골든벨 마지막 문제 우승

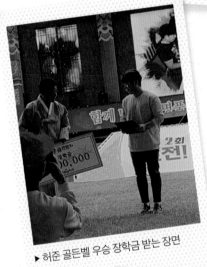

▶ 허준 골든벨 우승 장학금 받는 장면

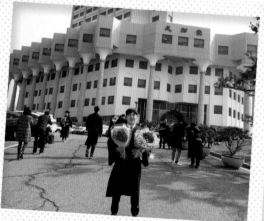

▶ 한의대 수석 졸업 기념 사진

한의대 생활을 어떻게 보내셨나요?

한의대 생활은 무척 바쁘답니다. 동기들과 예과 2년, 본과 4년, 총 6년의 기간을 같이 보내면서 과목마다 유급당하지 않기 위해서 열심히 공부해야 하죠. 그래서 다른 학과보다 자율적인 시간이 크게 부족해요. 동아리 활동도 참 무미건조하게 의학서적을 공부하는 동아리를 했고, 방학 때는 농어촌지역으로 의료봉사활동을 다니기도 했어요. 때로는 선배님들 한의원을 참관하면서 임상에서 직접적으로 활용할 수 있는 술기(術技)들을 익히며 한의사의 꿈을 더욱 키웠어요.

Question 대학 시절 현재 한의사로서 일하시는 데 유익한 활동이 있었나요?

학부 때부터 실제로 진료가 이뤄지는 한의원에서 자주 참관하며 보고 배웠던 과정이 현재 진료에 도움이 많이 되고 있어요. 결국 책을 통해 공부한 내용들도 실전적으로 적용을 해보아야 하지만, 학생 때는 임상경험을 할 수 없잖아요. 그래서 임상 현장에 나아가 간접적 경험을 많이 하려고 했죠. 진료를 공개해주시고 케이스를 토대로 가르쳐주셨던 선배 한의사 원장님들께 항상 감사하고 있어요.

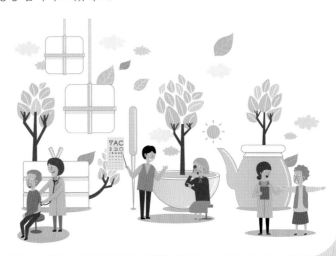

Question 처음 한의사로서의 진료 경험은 어디에서 하셨나요?

공중보건의로 일했는데 대체복무를 하는 군의관이라고 보시면 돼요. 농어촌과 의료벽지에서 3년간 하루에 50명 정도 되는 환자들을 성심껏 진료했어요. 제가 있는 동안 최대한 이 지역의 주민들에게 의료로써 선한 영향을 끼치려는 생각으로 열심히 진료했었죠. 그래서인지 환자분들의 따뜻한 정을 먹으면서 3년을 보냈고, 전역하는 날에는 아쉬움에 환자분들과 제가 함께 울고 있더라고요. 지금도 연락하며 지내는 분들도 있고, 개원하게 되면 제 한의원에 내원하시겠다는 말씀도 하셨지요.

Question 평소에 한의사라는 직업이 어떠한 의미로 다가오시는지요?

주변 사람들에게 따뜻한 마음을 가지고 치료를 베풀 수 있는 직업이라 생각이 드네요. 부모님이 편찮으실 때 곧장 도움을 드릴 수 있는 직업, 아내가 힘들어할 때 바로 도움을 줄 수 있는 직업, 친구가 질병으로 불편해할 때 그 자리에서 바로 도움을 줄 수 있는 직업, 한의사라는 직업은 가장 가깝고 따뜻한 치료자라는 점에서 의미가 있는 것 같아요.

Question 한의사가 되는 과정을 설명해 주시겠어요?

일단 한의대에 입학해서 예과 2년, 본과 4년의 과정을 마치고 졸업해야 합니다. 그리고 전문의과정(인턴 1년 레지던트 3년 수료)을 거치면 되고, 성향이나 필요에 따라 석·박사를 취득하기 위해 대학원 과정에 진학하셔도 돼요.

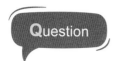

Question 페이닥터에서 이제는 한의원을 개원하셨는데 한의원에
관한 소개 부탁드립니다.

얼마 전에 수원 영통역 주변에서 '올치한의원'을 개원하여 운영하고 있어요. 저는 주로 난치병 쪽에 관심이 많은데요. 공황장애라든지 불면증, 섬유근통 치료를 받고 나서서 크게 차도를 못 보신 분들이나 만성 통증 질환 분들이 편하게 내원하셔서 치료받을 수 있게끔 진료하는 한의원이에요. 완전히 특화는 아니지만, 어느 정도 반 특화해서 진료하고 있고 동네 한의원으로서 주변 이웃 주민들의 건강을 꼼꼼히 살펴드리고 있답니다.

Question 한의원 이름을 '올치(All 治)'라고 지으셨는데 어떤
의미인가요?

모든 환자, 모든 병을 다 낫게 해드리고 싶은 진심을 담아 봤어요. 물론 한의원도 다른 직업과 마찬가지로 수익의 굴레에서 벗어날 순 없겠지만, 한의사로서 환자의 치료에 더욱더 집중하고 싶은 마음이었어요. 때로는 최선을 다해 치료하다 보면 영업 구조에 어긋날 수도 있겠지만, 제가 할 수 있는 치료를 다 하고 싶은 마음에 '올치'라는 이름을 쓰게 됐어요. 실제로 페이닥터 시절과는 달리, 개원의로서 진료를 자유롭게 마음껏 할 수 있으니까 정말 좋아요.

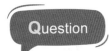 **Question** 페이닥터를 그만두시고 개원의가 되고자 했던 가장 큰 이유는 무엇인가요?

제가 하고 싶은 진료를 하고 싶었습니다. 일단 병원이나 한의원이나 소속이 되면 그 조직에서 지켜야 하는 진료 규칙이나 치료 조건 같은 것이 있어요. 그런 것들에 얽매이지 않고 제가 환자분들에게 제 소신껏 치료해드리고 싶은 마음을 늘 품고 있었던 거 같아요.

Question 한의사의 근무조건이나 연봉을 알 수 있을까요?

페이닥터의 경우엔, 한의원에 내원하실 수 있게끔 근무시간이 저녁 9시까지 연장되기도 해요. 다만, 한의사 본인의 진료 스타일에 따라 근무시간은 자유롭게 편성하여 조율하면 됩니다. 저는 얼마 전까지 페이닥터(Pay Doctor)였지만, 이젠 한의원을 개원했어요. 보통 페이닥터들은 연봉 1억~1억 2천 정도에서 시작하여 인센티브와 연차별로 연봉이 인상되죠. 개원하게 되면 케이스별로 크게 다를 거예요.

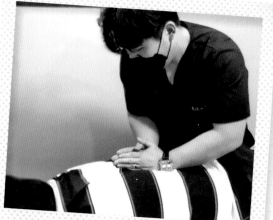

▶ 척추를 교정하는 추나치료 장면

한의사는
진심을 담아
전달하는 일

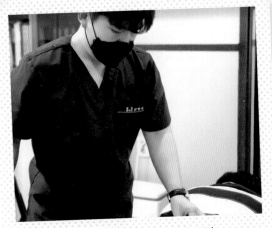

▶ 환자의 허리상태를 진단하고 치료하고 있는 모습

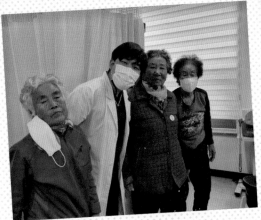

▶ 함평군 보건소에서 환자분들과 함께 추억 만들기

시대가 바뀌면서 한의원은 어떤 식으로 진화할까요?

추나 치료가 급여화되면서 체형교정이나 통증 치료를 위해서 한의원에 내원하시는 분들이 많이 늘었어요. 보험 적용으로 환자의 부담 비용도 50% 이상 줄었고요. 그리고 침, 뜸, 부항, 그리고 한약 냄새나는 한의원의 고정관념이 점차 바뀌고 있답니다. 스트레스가 많고 불규칙한 생활이 반복되는 현대사회에서, 한의학은 더욱 발전해나가며 사람들에게 도움을 줄 수 있는 의학으로 자리매김할 거라고 봐요.

한의사로서 진료하시면서 품는 직업적 철학은 무엇인가요?

치료에 진심을 담아야 한다고 봐요. 실제로 치료하다 보면 치료 기술적인 측면만이 환자에게 도움을 주진 않아요. 치료하면서 항상 마음이 전달되는 걸 느끼곤 하죠. 치료의 기술적인 측면은 물론이고, 낫게 해드리고 싶은 진심이 담겨 있어야 합니다.

진료하시면서 흐뭇하고 감동을 주는 일도 있었을 텐데요?

마음을 다해 치료하다 보면 마음이 전달되고, 또 고마운 마음을 받을 때가 많아요. 임상 초년 차 때 역류성 식도염으로 속이 쓰리고 입이 화끈거린다는 할머니를 치료해드린 적이 있었어요. 다음 진료 때 휴지에 박하사탕을 곱게 싸서 선물로 주시는 거예요. "이젠 이 사탕이 선생님 덕분에 치료가 돼서 필요 없으니 선생님 드세요."라고 하시더군요. 그 외에도 '우리 원장님 결혼한다'라고 축의금까지 주시기도 하고, 귀한 분께 드리려고 했다면서 유품을 건네신 분도 계셔요. 모든 게 다 마음을 전달하고, 마음을 받은 따뜻한 추억으로 남아 있습니다.

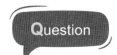 **한의원 개원의로서 향후 목표나** 인생의 비전을 듣고 싶습니다.

'올치한의원'이라는 이름에 걸맞게 지역주민들의 건강을 책임지고 싶어요. 또한 같은 뜻을 가진 동료들과 한의원을 함께 운영해나가며 더욱더 치료에 효율적인 시스템을 만들어 나가려고 해요.

 **한약은 보험 적용이 안 되고,** 비싸다는 인식도 있지 않나요?

요즘은 보험 한약의 적용으로 매우 저렴한 가격으로 한약을 처방받으실 수도 있어요. 또한 맞춤 한약도 한약 1포의 가격이 커피 1잔의 가격과 비슷한 경우가 많아요. 치료와 건강회복을 위해 커피 한 잔 가격을 투자하는 것, 저는 절대 비싸진 않다고 생각합니다.

체력관리를 위해 특별히 즐겨하시는 운동이나 비법이 있는지요?

한의사는 치료실에 있다가 원장실에 갔다가 추나 치료도 하고, 침 치료도 하면서 육체적으로 아주 고됩니다. 가끔 손목을 다치기도 하고요. 이런 걸 예방하기 위해서 처음엔 헬스를 했었는데, 시간을 내기가 마땅치 않아서 몇 년째 철봉운동을 하고 있어요. 특히 추나 치료할 때 제법 힘이 많이 요구됩니다. 그래서 근력이 떨어지지 않게끔 신경 쓰면서 체력관리를 하고 있죠.

Question **아내에 대한 사랑이 특별하신 거 같은데** 간단한 설명을 들을 수 있을까요?

아내랑 연애를 오래 했어요. 한 7년 정도요. 제가 계속 공부만 하고 좀 빡빡하게 살았었는데 저를 사람답게 살 수 있게 만들어준 사람이에요. 요즘엔 시간을 내서 아내랑 교외에 멋진 카페에 가서 좋은 시간을 보내곤 합니다.

Question **직업으로서 한의사의** 매력은 무엇인가요?

따뜻함을 통해 다가갈 수 있는 의사, 가장 가까이에서 살펴줄 수 있는 의사라는 점이 한의사의 매력이라고 봐요.

Question **인생의 선배로서 청소년들에게** 한 말씀 부탁드립니다.

공부하기에 앞서서 내가 좋아해서 몰두할 수 있는 직업이나 일이 있는지 꼭 고민해보세요. 목표가 생기면 실행력이 달라진답니다.

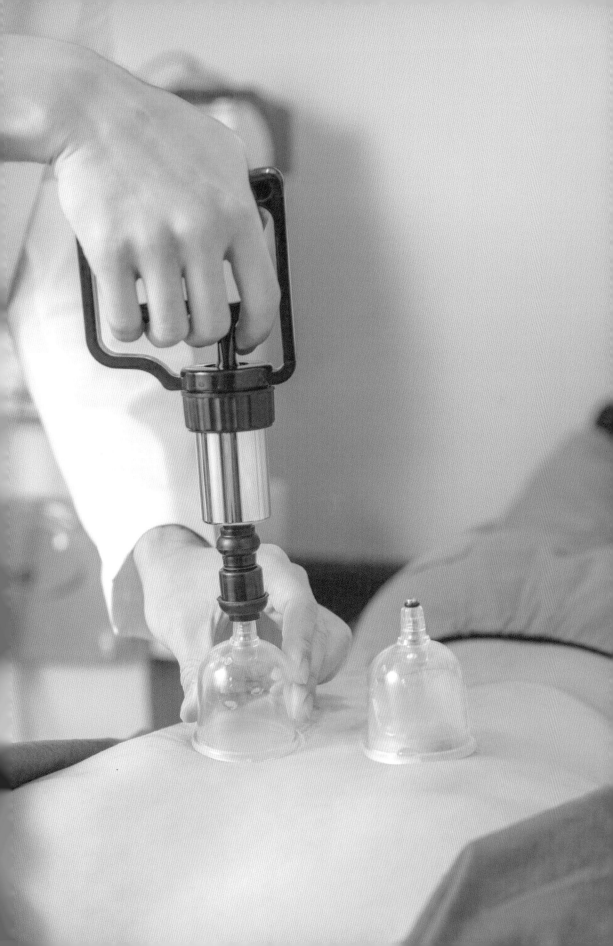

교육에 열의가 있으셨던 어머니는 3살 때부터 천자문을 외우게 했고, 늘 역사 이야기와 세계지도를 보여주시곤 했다. 어린 시절부터 다양한 책을 읽었으며 특히, 역사와 우리 전통문화에 관심이 많았다. 고등학교 시절엔 주도적으로 학습 플랜을 세웠으며, 학교 방송반 활동을 통해서 친구들이 보내온 사연으로 대본을 쓰기도 하였다. 한의대 진학을 위해 진로를 이과로 선택하면서 과학에도 흥미가 많아졌다. 한의대에 진학한 후, 과다한 학습량을 소화하면서도 클래식 기타 동아리 활동도 열심히 하였다. 원광대학교 한의학과를 졸업한 후 전주원광대학교 부속 전주한방병원에서 1년 인턴, 3년 레지던트 총 4년의 전공의 생활을 하면서 한방내과 전문의 자격과 한의학박사 학위를 취득했다. 이후 병역의 의무를 위해 전라북도 진안군에서 3년간 공중보건 한의사 생활을 거친 후 2년째 봉직의로 일하고 있다. 현재 순천시에 있는 다우한의원에서 부원장으로 근무 중이다. 이외에도 무주 WTF세계태권도선수권 한방진료실 담당의, 대한공중보건한의사협의회 학술위원, 네이버 지식in 상담한의사로 활동했으며 통합암치료 인정의 자격을 취득하였다.

황규상 한의사

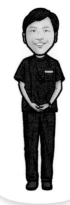

현) 전라남도 순천시 다우한의원 진료원장
• 원광대학교 한의과대학 부속 전주한방병원 전공의
• 전라북도 진안군 마령면보건지소 한의과 진료실
• 대한공중보건한의사협의회 학술위원
• 한방내과 전문의- 원광대학교 한의과대학
  일반대학원 박사
• 원광대학교 한의과대학 졸업

한의사의 스케줄

황규상
한의사의
하루

21:30 ~ 24:00
▸ 휴식 및 세미나 준비
▸ 개인 공부 시간

07:30 ~ 08:30
▸ 기상 및 아침 산책
08:30 ~ 09:00
▸ 출근 및 진료 준비

17:30 ~ 19:30
▸ 야간 진료
19:30 ~ 21:30
▸ 퇴근 및 운동시간

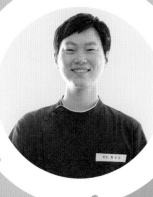

09:00 ~ 11:30
▸ 오전 진료

13:00 ~ 17:00
▸ 오후 진료
17:00 ~ 17:30
▸ 저녁 간식 시간

11:30 ~ 13:00
▸ 점심시간 및 휴식

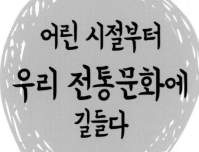

어린 시절부터
우리 전통문화에
길들다

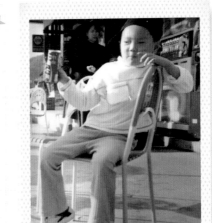

▶ 공주 계룡산 갑사로 역사기행 가서 휴게
  쉼터에서 찍은 사진

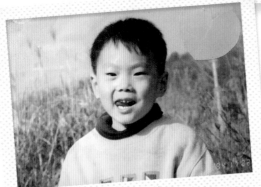

▶ 서천 신성리 갈대밭에서 찍은 사진

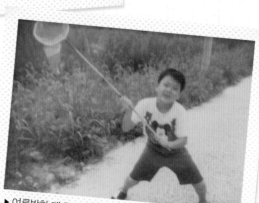

▶ 여름방학 때 물놀이 간김에 곤충채집 방학숙제도
  해결하고 신나서 찍은 사진

Question **어린 시절** 어떤 성향의 아이였나요?

교육에 열의가 있으셨던 어머니께선 제가 어릴 적부터 무릎에 앉히고 동화책을 읽어 주시고, 3살 때부터 천자문을 외우게 하시고, 늘 역사 이야기와 세계지도를 보여주셨죠. 저는 집에서 '책만 들여다보는' 아이였어요. 너무 집에서 안 나가다 보니 부모님이 자전거 타고 동네 한 바퀴라도 돌고 오라고 내보내면 정확히 한 바퀴만 돌고 집에 와서 금세 동화책을 폈어요. 제가 말문이 트였을 때, 어머니께서 저를 등에 업고 시장에 가신 적이 있었나 봐요. 생선가게 사장님이 고등어를 칼로 내리치는 걸 보고, 제가 "꼬기, 아야 해" 라며 울었다고 하네요, 아마도 생명에 대한 연민이 어릴 때부터 내재하여 있었던 거 같아요.

Question **특별히 관심을 두거나 흥미를 느꼈던** 분야가 있었나요?

책을 좋아했기에 국어는 물론이고 수학, 영어, 과학 성적이 좋았고, 역사도 많이 좋아했어요. 그건 역사 기행을 주기적으로 데리고 다녔던 부모님 영향이 컸던 것 같네요. 교과서는 물론 역사 관련 책, 소설, 잡지, 영상, 사극, 역사스페셜 등의 TV 프로그램을 즐겨 보았죠. 옷도 생활 한복을 입고 다녔답니다. 다양한 책을 읽었기에 저의 관심과 호기심은 특정한 분야에 쏠리지 않고 다방면에 흥미를 느꼈던 거로 기억나네요.

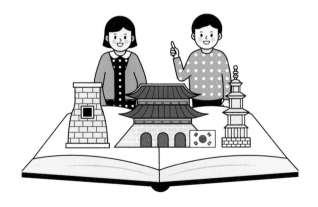

Question 중고등학교 시절을 어떻게 보내셨는지 궁금합니다.

중학생 때는 소위 '우물 안 개구리'였어요. 지금처럼 입시나 직업 정보가 왕성하지 않았고, 전국의 학생들과 비교해서 제 수준이 어느 정도인지 알 수 없었고, 다만 학교에서 공부 좀 하는 애 정도였죠. 그러다가 자립형 사립고 진학에 실패하고, 그 이후 입학한 일반고등학교에서 다른 친구들이 공부하는 모습에 크게 각성하면서 공부에 몰입하게 됐죠. 기숙사 자율학습실에서 가장 늦게까지 남아서 공부하는 학생이었어요. 영어, 수학은 고1까지 학원에 다녔지만, 고2부터는 제가 주도적으로 학습 플랜을 세우고, 본격적으로 제 스타일의 공부를 해 나갔죠. 한편, 고등학교 1학년 때 학교 방송반 활동을 했습니다. 점심시간마다 좋아하는 노래 틀어주고, 친구들이 보내온 사연으로 대본도 써보고 했던 기억이 있네요. 한의대 진학을 위해 진로를 이과로 선택하면서 과학에도 흥미가 많아졌고요.

Question 학창 시절 한의사 직업에 영향을 끼친 활동이 있었나요?

제가 책을 통해 알게 된 역사 지식에 대해 삼촌이나 누나들이 대견하다며 예뻐해 줬던 기억이 나네요. 그리고 역사탐방을 많이 다녔어요. 역사 기행을 다니며 우리의 전통문화와 관련한 직업에 익숙해진 거 같기도 하고요. 특히 <용의 눈물>, <허준> 등 당시 드라마의 트렌드였던 사극의 영향도 무시할 수 없겠네요.

Question 진로 때문에 부모님과의 갈등은 없었나요?

저는 역사를 좋아해서 역사학자를 희망했었죠. 하지만 어머니는 제 성격을 고려해서 한의사가 되기를 바라셨어요. 게다가 당시 한겨레 신문에서 '21세기 10대 유망 직종' 중 하나로 한의사가 꼽혔는데, 그 기사를 보여주기도 하셨어요. 저도 육체적으로 고된 의사보다는 개원이 빠르고 워라밸이 좋은 한의사가 제 성향에 더 어울린다고 생각해서 한의사를 희망하게 됐어요.

Question 학창 시절 한의대 수업이나 한의사 직업에 도움이 될 만한 활동이 있었나요?

한의학은 일정 부분 중국의 중의학과 공통되는 부분이 많아요. 중국의 의서나 중국에서 나오는 논문을 읽는 데 중학생 때까지 꾸준히 배운 중국어 실력이 큰 도움이 됐어요. 어린 시절 천자문을 포함해 한자 공부를 꾸준히 해 온 것도 한문 교재가 많은 한의대 수업을 좀 더 수월하게 따라갈 수 있게 해 주었죠.

Question 한의대를 결정하신 결정적인 계기는 무엇이라고 생각하시나요?

신입생 환영회에서 선배들이 "너는 왜 한의대에 왔냐?"라고 물어보던 기억이 납니다. 고1 때 진로를 고민하던 중, 어머니의 강력한 추천이 있었고 저도 한의대가 멋있어 보여서 목표로 잡았죠. 어린 시절에 유명 사찰, 국보급 문화재나 국립박물관, 고궁 등 역사 유적지를 다니면서 전통적인 것과 동양적인 것에 익숙하고 호감이 갔던 거 같아요.

환자에 대한,
동료에 대한,
자기에 대한
책임감

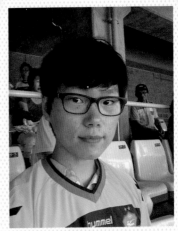

▶ 고등학생 때 전북현대 홈경기 응원하러
가서 찍은 사진

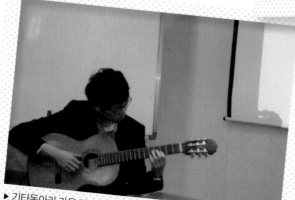

▶ 기타동아리 가을 정기공연 때 회장이라고 독주 공연을
맡았을 때 찍은 사진

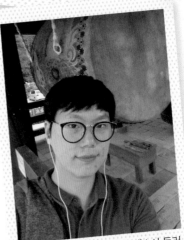

▶ 기타동아리 여름 MT 이후 내소사 들러
찍은 사진

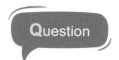

Question **한의대 생활이 어려우셨을 텐데 학업과 동아리 활동을** 수월하게 하셨나요?

자유롭고 낭만적인 대학 생활을 생각했었는데 생소한 과목과 한문과 영어로 된 교재에 적응하느라 고생했죠. 한의과대학의 6년간 학업 스케줄은 빡빡한 편이라서 고등학교 생활의 연장이라는 생각이 들 정도였어요. 공부할 양도 많아서 중간고사와 기말고사를 대비하려면 3주 정도는 매진해야 했거든요. 다행히 한 번의 유급도 없이 졸업할 수 있었어요. 학기 중과 방학에는 클래식 기타 동아리에서 활동했습니다. 한의사와 클래식 기타 연주의 공통점은 손끝이 섬세해야 한다는 점과 연습량이 실력에 비례한다는 점이에요. 여름방학엔 의료봉사활동을 다니며 예비 의료인으로서 현장과 임상에 대한 동기부여를 했고, 개원 선배님들을 찾아뵙는 한의원 참관도 다니며 한의사로서의 미래를 준비했어요. 더 전문적인 공부와 한의학 관련 행사·축제를 찾아 봉사한 것도 기억에 남네요.

Question **대학 시절 교내·외 활동 중에서 특별히** 기억에 남는 일이 있으신지요?

본과 3학년 때 과 대표와 동아리 회장을 했어요. 남 앞에 나서기를 꺼리는 성격을 바꿔보고 싶어서 용기 내서 지원했죠. 리더의 역할을 맡으면서 다양한 갈등 상황을 중재하였고, 돌발 상황들을 헤쳐 나갔던 경험이 지금까지도 큰 힘이 되고 있어요. 외부 활동으로는, 크리스마스에 저소득층 아이들을 위한 산타클로스 봉사를 했던 게 기억에 남네요. 대학교 총학생회에서 주최한 봉사활동이었는데, 산타와 루돌프 복장을 하고 2인 1조로 가정에 방문하여 선물도 주고 아이와 놀아주는 활동이었어요. 아버지와 단둘이 사는 새터민 가정 아이였어요. 지금은 고등학교에 다닐 텐데 소식이 궁금하네요.

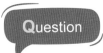

Question 한의사의 길로 접어드는 과정에서 도움을 주었던 멘토가 있나요?

한의대 진학을 선택할 때 어머니의 영향이 컸어요. 그리고 고등학생 때 화학 선생님도 기억납니다. 구체적인 입시 전형이나 준비해야 할 과목과 전략에 관해서 도움을 많이 주신 은사님이죠. 그리고 제가 다닌 고등학교에서 한의대에 진학한 선배들이 많았던 점도 영향을 주었고요. 한의대 재학 중엔 동아리 선배님으로 처음 뵙게 된 교수님을 보면서 환자를 대하는 태도나 마음, 진료패턴 등 모든 면에서 이분을 한의사로서의 롤모델로 삼고 싶다는 생각이 들었어요. 그래서 그분의 밑에서 수련(인턴·레지던트 과정)하기로 결정했어요.

Question 의료계통 중에서 한의사를 선택하신 이유가 무엇인가요?

일단 의료계통 전문 직종은 안정적인 고수익과 정년이 없다는 점이 가장 큰 매력이었어요. 고등학교 때 진로를 결정할 당시에는 치과의사도 고려했었지만, 손재주와 사업가적 마인드가 중요하고 개원의와 봉직의의 차이가 크다는 점이 걸림돌이었죠. 결국 의사보다는 조금 수익이 적더라도 덜 힘들고 편안하게 삶을 즐길 수 있다고 판단해서 한의사에 지망했죠. 사실 지금처럼 추나 치료를 많이 할 줄은 몰랐어요. 현 직장에서 대표원장님께 체계적이고 제대로 된 추나 치료를 도제식으로 배울 수 있게 된 건 큰 행운이라고 봐야죠.

Question 군 복무 문제는 어떻게 해결하셨나요?

병역의 의무를 이행하기 위해 4주간 논산훈련소에서 훈련을 마친 후, 공중보건 한의사로 3년간 복무했어요. 복무 장소는 지망을 써내면 거기에서 추첨하는 형식으로 정해지는데, 저는 전라북도 진안군 마령면 보건지소에서 3년간 근무했습니다. 일에 파묻혀 살았던 병원에서의 생활과 정반대로, 한적하고 조용한 시골 마을에서 주민 어르신들의 따뜻한 정을 느끼면서 편안하고 여유롭게 무사히 복무를 마쳤답니다.

Question 현재 근무하시는 한의원과 하시는 일에 관해서 자세히 설명해 주시겠어요?

현재 전라남도 순천시에 있는 입원실 한의원에서 근무하고 있어요. 직원도 40명을 웃돌 정도로 규모가 큰데다 해당 지역에서 가장 잘 알려진 한의원 중 하나죠. 그래서 한의사가 되고 난 후 가장 많은 진료를 하고 있답니다. 특히 하루에도 20건 정도의 추나 치료를 하면서, 바쁘지만 즐겁게 진료하고 있어요. 제가 하는 업무는 진료 업무가 대부분이에요. 초진 환자의 경우 원장실에서 상담, 검사, 진맥 등을 진행하고, 추나 치료가 필요하면 추나 베드에서 치료를 시행해요. 이후 침구실로 이동하여 침치료, 부항치료, 물리치료와 찜질을 진행하죠. 업무 중간중간에 진료 기록(차팅)과 치료 오더 입력(전산입력) 업무도 하고요. 심사평가원에 진료 내용을 오류 없이 꼼꼼하게 전송하는 것은 진료만큼이나 무척 중요한 일이랍니다. 가끔 환자분들이 필요한 서류(진단서, 입·퇴원 확인서, 진료 기록지 등)를 요청하시면 그것을 작성하기도 하죠. 한약 처방이 나갈 때 내부 메신저를 통해 처방 내용을 탕전실에 전달한 후, 달여지기 전 약 내용물을 확인하고 직접 약을 포장하기도 합니다.

한방병원에서의 수련의 업무는 어떤 식으로 이루어지나요?

일반 한의원 부원장으로 취직하거나 공중보건 한의사 복무를 시작하는 동기들과는 달리, 저는 한방병원에서 수련의 생활을 선택했기 때문에 인턴 업무를 위주로 근무했어요. 새벽 6시에 일어나 아침 라운딩(병동을 한 바퀴 돌며 환자분들의 불편함, 증상 변화 등을 여쭙고 주치의에게 알리는 역할)과 교수님 회진 준비, 인턴 액팅(뜸, 부항 등), 진료 기록지 작성, 초진 환자 문진, 와상 환자 소독, 콧줄이나 소변줄 갈아 끼우기, 응급 상황으로 타 병원 전원시 구급차 동승 의사 등의 업무를 수행했어요.

Question 한의사가 되려면 어떠한 자격과 자세가 필요할까요?

일단 한의과대학에 합격할 수 있을 정도의 성적이 필수겠지요. 한의사는 환자분들과 몸으로, 대화로, 마음으로 소통하는 일이 많은 직업이기에 사람에게 애정을 갖고, 사람을 좋아하는 성격이면 더 좋을 것 같네요. 추나 치료뿐만 아니라 요즘은 365 한의원(1년 내내 쉬지 않고, 저녁 시간 이후에도 진료하는 형태)이 늘어나는 추세여서 체력관리를 꾸준히 하는 습관도 중요해요.

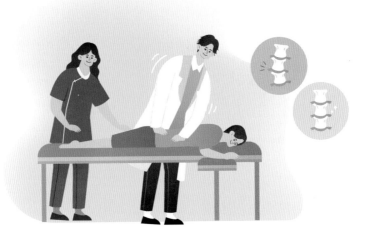

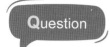

Question **한의사로 일하시면서 특별한** 직업 철학이나 좌우명이 있으신지요?

성실함과 책임감입니다. 불성실하다면 장기적으로 한의사라는 직업을 잘 해낼 수 없다고 생각해요. 마주하는 환자에 대한 책임감, 동료 직원들에 대한 책임감, 자기 실력에 대한 책임감을 갖추는 것이 중요하죠. 그래서 성실함과 책임감을 꾸준히 유지하려는 노력을 관성처럼 지녀야 합니다.

Question **한의사가 되시고 나서 새롭게 느끼거나** 알게 된 사실은 무엇일까요?

제가 한의대에 진학하고 나서 쉴새 없이 쏟아지던 친척들과 지인들의 건강 상담을 들으면서 인간사 중에서 건강의 중요성을 새삼 깨닫게 되었죠. 또한 건강과 관련하여 잘못된 정보와 올바른 정보가 꽤 많이 혼재되어 있다는 점을 깨달았어요

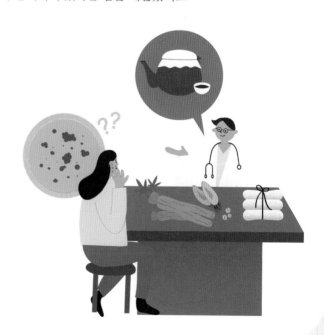

한방과 양방의 협진이 가능한 한의원을 꿈꾸다

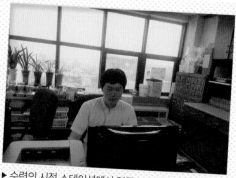

▶ 수련의 시절 스테이션에서 업무보고 있던 사진

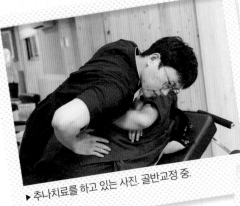

▶ 추나치료를 하고 있는 사진. 골반교정 중.

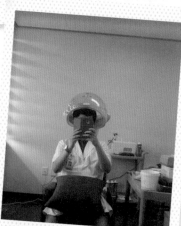

▶ 한방병원에서 도입한 탈모치료기 시연을 위한 모델로 일할 때

**Question** 기술이 발전하면서 한의사의 직업적 전망은 어떨 것이라 보시나요?

지금보다 훨씬 더 기계화되고 자동화된 시대가 온다면, 역설적으로 사람을 직접 터치하는 한의사 직업이 더욱 두각을 나타낼 거라고 봐요. 전문직의 장점인 안정적인 고수익에서 약간 벗어날 수 있겠지만, 자기의 역량에 따라 크게 성공할 수 있는 직종이라고 생각합니다.

Question 한의학이나 한의사에 관한 잘못된 통념은 무엇이라고 생각하시나요?

한의학, 한의사는 과거의 요소들로만 이뤄져 있다는 오해가 있는 거 같아요. 현대의학이 자연 과학의 토대 위에 화학, 물리, 생명과학 등 다양한 분야의 결과물과 결부되어 끊임없이 발전하듯, 한의학 역시 그렇게 발전하고 있답니다. 지금도 한약재의 부작용은 무엇인지, 독성물질이 무엇이 있는지, 침을 놓으면 어떤 기전으로 신경 자극이 가는지 등 과학적인 연구가 꾸준히 진행 중이에요. 임상에서도 영상진단과 치료를 결합하고, 약침과 같은 새로운 술기를 개발하죠.

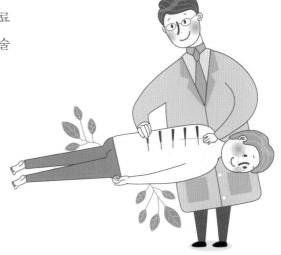

Question 여가에 어떠한 취미활동을 하시는지 궁금합니다.

요즘 헬스장 다니는 재미에 푹 빠졌어요. 아무리 환자를 많이 보고 녹초가 됐더라도 헬스장 문을 열고 들어가면 없던 힘이 샘솟아요. 체력관리가 추나 환자들에게 더 나은 서비스를 제공할 수 있고, 운동 자체가 대화의 물꼬가 되기도 해요. 트레이너 선생님에게 PT도 받고, 개인 운동도 하면서 여가를 알차게 보내고 있어요. 유튜브 구독 목록에 헬스 관련 채널, 보충제 관련 채널로 가득 채웠어요.

Question 한의사로 일하시면서 뿌듯하고 감동적인 순간은 언제일까요?

첫 직장인 대학 한방병원 수련의 시절, 지도교수님께서 "적어도 한 번은 20분이건, 30분이건 환자분이 살아온 이야기를 충분히 들어줘야 한다"라고 하신 말씀을 늘 새기곤 합니다. 환자분의 이야기를 충분히 들으면서 공감과 위로를 건네면, 환자분이 정서적으로 치유되었다는 특유의 눈빛을 저에게 보내주실 때가 있어요. 그때 가장 보람을 느끼죠. 직접 기른 상추며 고추를 담은 비닐을 내밀며 고맙다고 하시는 환자들의 진심을 느낄 때면 한의사가 되길 잘했다는 생각이 들어요.

Question 한의사로서 향후 계획이나 포부에 관해서 듣고 싶습니다.

일차적인 향후 목표는 한의원 개원입니다. 이왕이면 한·양방 협진이 원활한 규모로 차리고 싶어요. 더 나아가 초고령화 사회에 발맞춰 한의 치료에 특화된 요양과 치료를 접목한 클리닉을 운영할 마음도 있고요. 저는 의료인이자 가톨릭 신자예요. 한의대 입학을 준비하던 입시생 시절, 성당에서 미사를 드리면서 한의사가 된다면 봉사하는 삶을 살 거라고 기도드렸어요. 지역 봉사활동도 틈틈이 병행하고 싶습니다.

목표를 이루시기 위해서 하시는 활동이나 공부는 무엇인가요?

주말마다 종종 학회나 학술대회 강의를 듣고 있어요. 전문의 자격증과 박사 학위 외에도 여러 학회를 수료하며 끊임없이 공부하고 있죠. 현실적으로는 봉직의 생활 이후 개원할 때를 대비하여 세무 관련 공부, 노무 관련 공부와 함께 선후배가 운영하는 한의원 참관도 다니고, 개원 한의사분들을 만나 다양한 이야기를 경청하고 있답니다. 또, 긴 인생 계획을 위한 재테크 관련 공부도 틈틈이 하고 있고, 제가 하는 일에 최선을 다하기 위해 체력 관리도 게을리하지 않아요. 그리고 최상의 상태로 환자들을 만나기 위해서 스트레스를 잘 관리하고 삶의 질을 향상할 취미 생활도 개발하려고 합니다.

Question **가까운 지인에게 한의사 직업을 추천하실 의향이 있으신지요?**

막연히 추천하기보다는 한의사 직업의 매력을 조목조목 나열해보는 게 좋을 거 같네요. 일단 한의사로서 가장 보람을 느끼는 것은 가족이나 지인들의 건강을 직접 돌봐줄 수 있다는 점이에요. 큰 병이 아닌 일상에서 축적된 자잘한 증상에 바로 진료해줄 수 있다는 점이지요. 공진단이나 경옥고와 같은 보약 외에도 작은 한방 소화제, 한방 파스 등으로 고급스럽고 차별화된 명절·기념일 선물을 챙길 수 있다는 점도 좋고요. 최근 코로나가 풀리면서 헬스, 필라테스, 요가 등 개인 건강과 운동에 관한 관심이 높아지고 있잖아요. 저도 추나 치료와 체형교정을 공부하고 진료하다 보니, 전문가로서 운동을 접목한 바른 자세에 대해 도움을 드릴 수 있답니다. 그리고 진료하는 과정이 의사들보다 여유가 있기에 환자들과 대화하다 보면 숨어 있는 근본적인 병인에 대해 알 수 있어 예방적인 차원의 진료까지도 가능하죠. 마지막으로, 환자들이 흔히 오해할 수 있는 건강에 대한 잘못된 상식을 바로잡아줄 수 있다는 점도 한의사의 매력이죠.

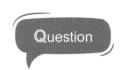

Question 인생의 선배로서 진로로 고민하는 청소년들에게 따뜻한 조언 부탁드립니다.

다들 좋아하는 일이 있을 거예요. 하지만 본인이 어떤 일을 좋아하는지를 정확히 알려면 이것저것 많이 경험해 보는 게 가장 좋아요. 게임이 가장 좋다면 게임을 잘 즐기는 것이 좋겠지만, 다양한 경험 없이 게임만 붙들고 있는 건 바람직하지 않다고 봐요. 충분히 경험해 보는 게 청소년의 특권입니다. 당장 좋아하는 일을 찾지 못했더라도 괜찮아요. 사실 진로라는 것은 좋아하는 일보다는 잘하는 일을 찾아가는 과정이라고 봐요. 좋아하는 일과 잘하는 일이 일치한다면 가장 이상적이겠지만, 그렇지 않다면 본인이 잘할 수 있는 쪽으로 진로를 정하시면 좋을 거 같네요. 주변의 조언도 무시할 수 없겠지만, 자기 스스로 주도적으로 판단하는 것도 무척 중요해요. 내 판단이 중심에 있고, 조언은 거기에 곁가지로 붙여 주셔야죠. 마지막으로, 요즘 스마트폰, 태블릿 PC 같은 전자기기로 공부하는 경우가 많아지면서 거북목과 굽은 어깨, 척추측만과 골반 틀어짐으로 고생하는 청소년들이 많아요. 몸의 불균형이 심해지면 학습 능률도 저하되기 마련이죠. 따라서 공부하면서도 적어도 30분에 한 번씩 자세를 바르게 하려는 의식적인 노력도 필요해요. 학습 능률도 높이고, 예쁜 몸을 유지하면서 행복한 청소년기를 보내시길 바랍니다.

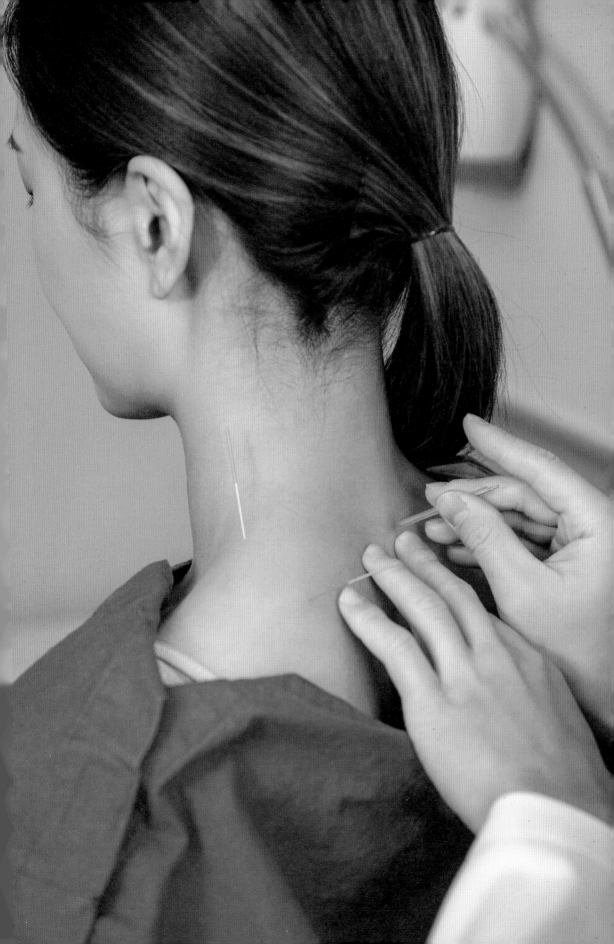

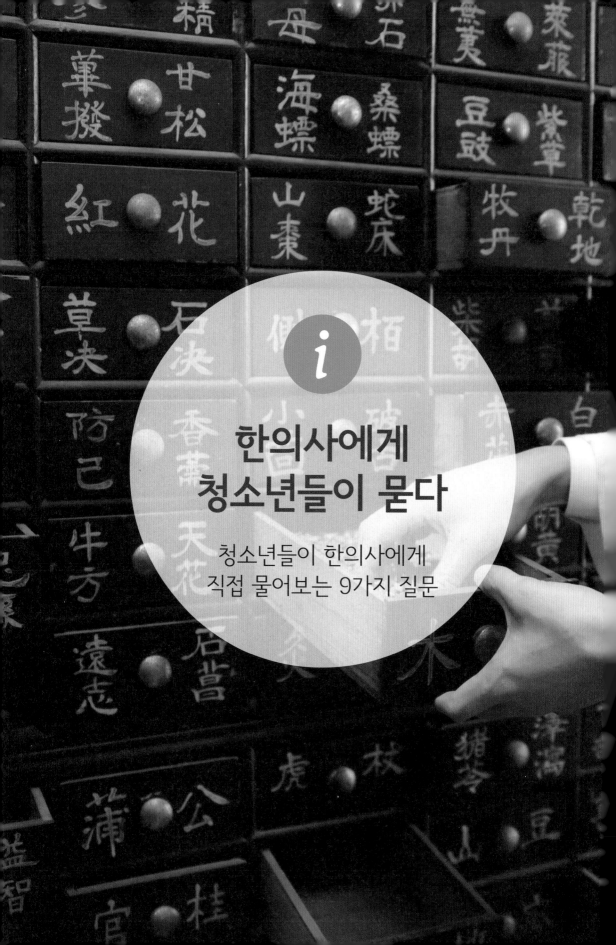

한의사에게
청소년들이 묻다

청소년들이 한의사에게
직접 물어보는 9가지 질문

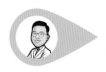

한의사는 맥만 짚어도 정확히 병을 찾을 수 있나요?

일반적으로 한의사는 맥만 짚으면 다 안다고 생각하시는 분들이 많은 것 같아요. 실제로 진료할 때 말을 한마디도 안 하시고, 손을 척 내미시는 분들이 계세요. 진맥해보고 내가 어디가 아픈지 맞춰보라는 거죠. 한의사는 전통적으로 사진(四診)이라는 진단법을 씁니다. '망문문절*'이라고 해서, 환자를 보고, 듣고, 물어본 다음 진맥하는 것이죠. 사실 진맥만 해서는 어디가 아픈지 정확히 알 수가 없답니다. 대략적인 정보를 알 수 있을 뿐이죠. 그래서 한의원에 가시면 어디가 아픈지 상세하게 말씀해주시면 좋겠어요. 물론 요즘은 초음파나 혈액검사기 등 한의사의 진단을 도울 수 있는 여러 기기를 활용하기도 합니다.

* 망문문절(望聞問切): 진단의 4가지 강령(綱領). 눈으로 살피는 망진(望診), 귀로 듣는 문진(聞診), 문답(問答)하는 문진(問診), 맥(脈)을 잡거나 몸을 만지는 절진(切診) 등을 말함.

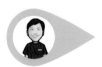

한의대를 졸업하신 후, 어떠한 과정을 거치셨는지 궁금합니다.

졸업과 함께 국가고시에 합격하여 한의사 면허를 발급받은 후 원광대학교 부속 전주한방병원에서 인턴(일반수련의)으로 근무했어요. 처음 한 달간의 킵(외출이 허용되지 않는 기간) 기간을 마치고 처음 오프(외출) 나갔을 때의 감동이 아직도 생생해요. 1년간의 인턴 기간 이후에는 전공할 과를 선택하여 3년 간의 레지던트(전문수련의) 기간을 거치죠. 저는 한방내과 중 세부 전공으로 순환·신경내과를 전공했는데, 주로 뇌혈관질환(중풍)과 심혈관 계통 환자분들의 진료를 맡다 보니 항상 입원 환자가 제일 많아서 병동에서 상주했던 기억이 납니다. 한방병원에 입원하시는 환자군 중에서 순환·신경내과 환자가 가장 오랫동안 입원하시고, 거동이 불편하셔서 응급 상황도 종종 생기기 때문이에요.

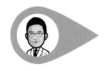

수능을 치르고 한의대에 진학하신 과정을
자세히 알 수 있을까요?

저는 사람과 대화하는 걸 좋아하는 편이어서 어려서부터 변호사나 의사를 염두에 뒀어요. 특히 의사 직군 중에서는 상담이 많다는 정신건강의학과(신경정신과)나 한의사를 생각하고 있었습니다. 그중에 수능 점수에 맞추어 진학을 결정하려고 했지요. 그 당시 수능은 지금과 달라서 대학마다 반영 과목 비율이 극단적으로 나눠지던 시기였어요. 저는 이과생이었지만 언어와 사회 영역에 강점이 있었어요. 수리와 과학도 잘했지만, 영어 점수가 상대적으로 낮았죠. 영역이 맞았던 연세대 의대에 진학하기엔 전형에 논술이 포함되어 합격 여부가 불확실하더라고요. 이모저모 고민하다가 안전하게 갈 수 있는 의대 두 곳과 비교적 점수에 맞춘 원광대 한의대를 지원했어요. 막상 다 합격하고 나니 어디를 가야 할지 망설여지더군요. 그러던 중에 어려서부터 다니던 내과에 방문해서 원장님께 상황을 설명했어요. 원장님 말씀이, 자기 아들이라면 51:49로 한의대를 권하고 싶다고 하시더군요. 그 말씀을 듣고 마음을 굳혀서 이렇게 한의사의 길을 걷게 되었답니다.

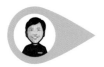

한의사의 수입과 근무환경에 대해서 알고 싶어요.

예전에 MBC 드라마 〈허준〉에서 나오는 것처럼 맥을 짚고 한약 처방하는 업무보다는 대부분 한의사는 보험 진료에 집중하는 추세입니다. 업무는 침치료, 추나치료 등 직접 행하는 술기가 대부분이며, 한의사의 근로시간 역시 일반 대기업 직장인, 공무원이나 공기업에 비해 늘어나는 추세죠. 연봉은 업황에 따라 변동이 있지만, 현재 봉직의 기준으로 졸업하고 바로 취직하면 주 5일 기준으로 세후 550만 원이고, 저처럼 전문의 자격증 취득 후에는 650~700만 원 선에서 출발해요. 당연히 연차가 높아지면 연봉이 상승하겠죠. 유명 한방병원에서 경력 있는 과장님들은 세후 월 1,000만 원이 넘을 거예요.

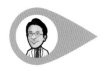

앞으로 한의사에 대한 직업적 전망을 어떻게 생각하시나요?

4차 산업혁명의 급변하는 시대에 직업에 대한 전망은 그 누구도 쉽지 않을 겁니다. 어떤 직업들은 그 소임을 다하고 사라질 것이고, 듣도 보도 못한 새로운 직업이 생기기도 하니까요. 한의사라는 직업 역시 그 흥망성쇠를 예측하는 것이 어렵지만 기본적으로 사람이 존재하는 한 의료업은 존재할 거라고 봐요. 한의학은 그 특성상 예방적 측면이 강한 데다 보약 외의 치료 시장에서도 우수성을 나타내고 있어, 초고령화 사회에서 그 영향력이 줄어들지는 않을 거라고 예상해요. 또한 현대 과학기술이 발전함에 따라 예전에는 검증이 어려웠던 한의학에 관해 새로운 연구 결과들이 지속해서 발표되고 있답니다. 전 세계적으로도 아시아의 전통 의학에 관한 관심이 점점 고조됨에 따라 투자 역시 확대되어 그 시장 자체는 훨씬 더 넓어질 것으로 판단합니다. 다만 그 시장이 한의사만의 전유물이 되진 않을 것이며 한의사 수도 나날이 증가한다는 면에서, 한의사 본인과 집단 모두가 스스로 존재 가치를 입증하며 생존할 수 있도록 노력해야 하겠죠.

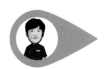

한의사도 서양 의학을 어느 정도 알고 있어야 하지 않나요?

물론이죠. 한의대 6년 과정 동안 의대 커리큘럼의 기초과목인 생리학, 병리학, 진단학부터 시작하여 순환기내과, 소화기내과, 간계내과, 신계내과, 호흡기내과, 산부인과, 소아과, 재활의학과 등 전문분야 각 과를 모두 학습한답니다. 그리고 시험과 실습을 통과한 학생만이 졸업하여 한의사로 활동할 수 있죠. 의대 교육과정의 70% 이상이 같은 형태이며, 거기에 추가하여 한의학 학습의 커리큘럼도 소화해 나가야 하기에 매 학기가 정말 바빠요.

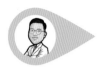

한의사는 침만 있어도 많은 병을 치료할 수 있나요?

침으로 많은 병을 치료할 수 있습니다! 제가 한의학에 매료된 이유도 바로 침이었으니까요. 여행을 가더라도 침 하나만 있으면 든든해요. 소화가 안 되면? 침 맞죠. 발목을 삐면? 침 맞죠. 머리가 아프면? 침 맞으면 낫습니다. 웬만한 질환들은 침으로 해결할 수 있답니다. 오수혈, 배수혈, 복모혈 등 혈자리를 이용해서 침을 놓기도 하고, 인대, 근육, 신경을 생각하며 침을 놓기도 합니다. 침만 꾸준히 맞아도 통증이 줄어들고, 증상이 좋아지는 환자분들을 보고 있노라면, 침이 참 좋다고 생각하게 됩니다. 물론 한약, 추나, 뜸, 부항, 약침, 도침 같은 훌륭한 치료법들도 많아요.

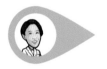

한의원이나 한의사에 대한 잘못된 편견은 무엇일까요?

아직도 '한의사라고 하면 나이 지긋하신 어르신이 개량 한복을 입고 맥짚는 이미지를 떠올리시는 분이 많아요. 또 한의학을 '옛날의 낡은 학문'이라고 생각하시는 분도 간혹 봅니다. 물론 한의사가 한의학이란 역사 깊은 전통 학문을 베이스로 하는 것은 맞지만, 한의학은 옛것에 멈춰있는 게 아니라 시대에 맞춰 계속 발전해왔답니다. 한의학은 학회, 학교, 연구기관 등에서 임상적으로 연구하고 합의된 결과를 통해 더욱 다듬어지고 진화하고 있어요. 한의대 교육과정에서는 한의학 과목뿐 아니라 해부학, 발생학, 임상약리학 등 다양한 현대 의과학 과목의 비중이 높거든요. 진단과 치료에서도 한의학 이론뿐 아니라 현대 의과학적인 부분을 함께 고려하고요. 의학이 점점 발전하듯이 한의학 역시 현시대를 사는 한의사들에 의해 계속 진화하는 살아있는 학문이랍니다.

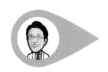

한의대를 졸업하면 모두 한의원에서 일하시게 되나요?

한의사는 병·의원 임상 현장에서 환자들을 진료하는 경우가 대부분이지만 학교나 연구소 등에서 교수 또는 연구직으로 근무할 수도 있고, 정부의 보건행정직 공무원으로 일할 수도 있습니다. 드물지만 화장품 회사 같은 민간 기업에서 일하는 분도 있다고 들었어요. 이렇게 다양한 진로인 만큼 수입 역시 천차만별이랍니다. 특히 가장 많은 한의사가 일하는 공간인 한의원도 일종의 자영업이기 때문에 규모나 방문 환자 수, 매출 구조 등에 따라 크게 차이가 날 수밖에 없죠. 다만 평균적으로 일반 직장인들보다는 높은 수익을 올리죠. 매년 발표하는 직업 만족도 조사에서도 한의사가 항상 최상위권에 위치하는 걸 보면 근무환경이나 소득, 그리고 일과 삶의 균형에서도 큰 매력이 있는 직업이란 생각이 드네요.

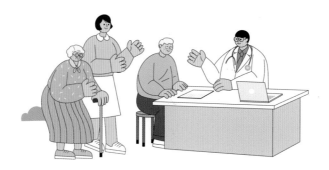

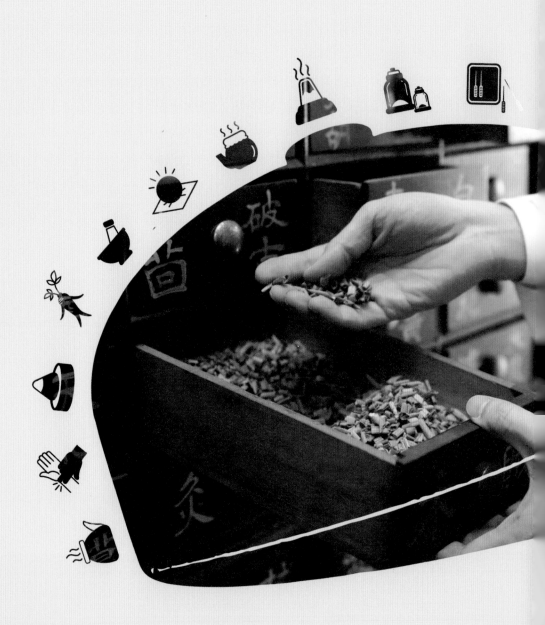

예비
한의사
아카데미

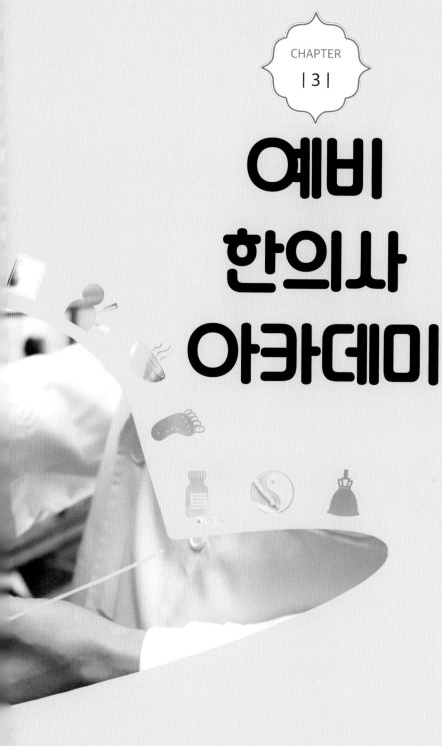

한의사 관련 학과

학과개요

텔레비전 드라마에서 허준 선생님이 한약으로 사람을 고치는 것을 본 적이 있죠? 허준은 한의학의 아버지입니다. 한의예과는 한의학 지식과 진료 능력을 키우고 봉사정신과 사명감을 갖춘 유능한 한의사 및 한의학자를 키웁니다. 한의예과에서는 질병의 근본적인 원인을 알아내어 인체의 기능을 정상으로 회복시키기 위해 한약과 침술을 사용하는 방법에 대해 학습합니다.

학과특성

한의학은 5,000년 역사를 지닌 동양 고유의 학문이며, 모든 동양학 중 현재 유일하게 남아 있는 응용과학으로 역대 의학자들의 지식과 경험이 합쳐져 있습니다. 우리나라를 비롯하여 중국 및 일본 등 한자 문화권에서 연구되고 발전되어 온 학문으로 서양에서도 한의학에 대한 관심이 점차 증가하고 있습니다.

개설대학

지역	대학명	학과명
서울특별시	경희대학교(본교-서울캠퍼스)	한의학과
	경희대학교(본교-서울캠퍼스)	한의예과(자연계열)
부산광역시	동의대학교	한의학과
	동의대학교	한의예과
인천광역시	가천대학교(메디컬캠퍼스)	한의예과
	가천대학교(메디컬캠퍼스)	한의학과
대전광역시	대전대학교	한의예과
	대전대학교	한의학과
강원도	상지대학교	한의학과
	상지대학교	한의예과
충청북도	세명대학교	한의학과
	세명대학교	한의예과

지역	대학명	학과명
전라북도	우석대학교	한의학과
	우석대학교	한의예과
	원광대학교	한의예과
	원광대학교	한의학과
전라남도	동신대학교	한의학과
	동신대학교	한의예과
경상북도	대구한의대학교(삼성캠퍼스)	한의예과
	대구한의대학교(삼성캠퍼스)	한의학과
	동국대학교(경주캠퍼스)	한의학과
	동국대학교(경주캠퍼스)	한의예과
경상남도	부산대학교(양산캠퍼스)	한의학전문대학원

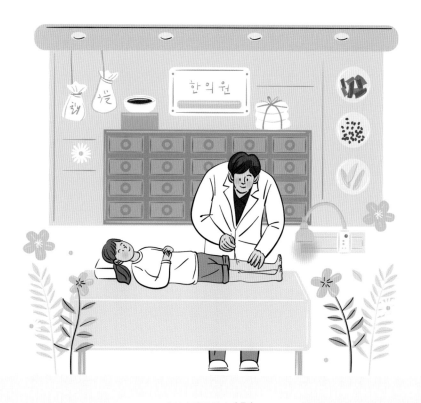

한의사의 전문 분야

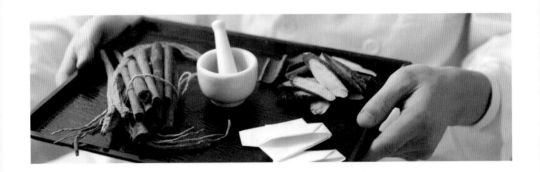

한방내과 →
한방내과는 간담도계 질환, 혈액질환, 순환기계 질환, 뇌신경계 질환, 소화기 질환, 호흡기계 질환, 면역계 질환, 비뇨생식기계 질환, 내분비계 질환 등 내과 질환 전반에 대한 진료를 담당한다.

침구과 →
침구학은 한의학에 소속된 학문의 한 갈래로, 침과 뜸을 이용해 치료하는 요법에 대한 이론을 총칭한다. 여기에는 경혈의 위치와 속성, 침의 방향과 수기법 및 자침 심도에 따른 효능의 차이에 관한 연구, 부항, 뜸 등이 모두 포함된다.

한방소아과 →
한방소아과는 18세 이하의 신생아, 영아, 유아, 청소년의 진료를 담당하는 곳으로 일반적인 소아청소년과 질환을 포함한 알레르기질환, 경련성 질환, 마비성 질환 등에 대하여 한의학적인 진단 및 치료, 한의학적 육아와 섭생을 지도한다.

한방부인과 →
한방부인과는 한의학의 이론에 근거하여 여성의 해부, 생리, 병리 및 임상에서의 특수성을 파악하여 여성 특유의 질병 진료와 함께 여성의 건강증진과 관련된 진료 및 관련 연구를 수행하는 임상 진료과목(한방부인과학)이다. 한의학에서는 여성의 건강에 대해 심신 통합적이며, 각 개인의 체질과 성격을 고려한 맞춤의학적인 접근을 한다.

한방안이비인후 피부과 →
과거에 외관과(外官科)라고 불렸으며 눈, 코, 입, 귀 등의 감각기관과 안면, 피부 등 인체의 외부나 표면에서 발생할 수 있는 질환의 전반적인 생리, 병리 및 치료 방법 등에 대해 다루는 과목이다.

한방신경정신과 →
한방신경정신과는 인간의 각종 정신작용은 생명력의 발현 현상이기 때문에 그 에너지의 근원이 육체에 기반한다는 전제하에 성장발육과 활동의 기본 장기가 되는 오장(五臟)과 물질적 기초를 이루는 정(精), 기(氣), 혈(血), 진액(津液), 영(營), 술(術) 등이 각각 정신기능과 밀접한 관계를 맺는다는 생리적 특성을 바탕으로 접근한다. 동양 의학적 진단법을 통해 진단하여 한약, 침, 뜸, 부항 등의 한방적 치료를 시행한다.

한방재활과 →
한방 재활의학이란 근골격계통에 발생하는 질환, 재활치료를 요구하는 마비 질환, 양생과 식이요법을 요구하는 질환을 연구하는 학문으로, 한방물리요법, 한방재활요법, 양생과 식이를 비롯한 자연요법으로 크게 나뉘고, 치료 수단으로 침구, 한약, 추나, 부항, 첩대, 한방물리요법 등을 이용하여, 근골격계질환, 마비, 통증, 식이 질환을 치료하고 연구하는 한의학 학문 분야이다.

사상체질과 →
사상의학은 이제마(李濟馬) 선생(1837-1900)이 만든 독특한 한국 한의학의 한 분야이다. 사상의학에서는 사람의 체질을 성격, 체형, 용모, 말솜씨, 재능, 병증과 약물 반응 등을 고려하여 태양인(太陽人), 태음인(太陰人), 소양인(少陽人), 소음인(少陰人)의 네 가지 체질로 나누어 생리와 병리, 치료 및 양생법이 달라진다고 한다. 사상의학은 만성적인 질환, 암, 대사증후군(고혈압, 당뇨병, 이상지질혈증, 비만증의 복합증상), 중풍 및 뇌의 퇴행성질환, 수족냉증, 알레르기 질환, 특이체질 진료와 더불어 심리적인 양생이 필요한 경우에도 적용된다.

한의학의 특징

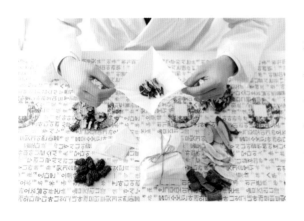

인간은 누구나 건강하기를 원하며, 인간의 건강에 대한 권리는 모든 사람의 기본권이라고 할 수 있다. 한때는, '건강은 질병이 없는 상태'라고 정의되어, 사람이 아프지 않으면 건강한 것이라고 막연히 여겨져 왔으나, 1950년대 세계보건기구(WHO) 헌장에 나타난 바에 의하면 건강이란, '신체적으로 질병이 없거나 허약하지 않을 뿐만 아니라 신체적, 정신적, 사회적으로 완전히 평안한 상태'라고 정의되었다. 그러나 오늘날에는 좀 더 넓은 의미에서 '건강은 개인이 모든 차원에서 평안한 상태를 유지하기 위해 그의 내적, 외적 환경변화에 적응하는 상태'라고 여겨지고 있으며, 나아가 '각 개인의 사회적인 역할과 임무를 효과적으로 수행할 수 있는 최적의 상태'라고 할 수 있다. 의학은 이러한 바람직한 건강 상태를 영위하기 위한 수단으로 생겨났다고 할 수 있으며, 우리나라 현존하는 의학은 크게 한의학과 서양의학으로 이원화되어 있다.

이 두 의학은 성립과 발달 과정에서 상당히 다른 모습을 보여준다. 서양의학은 질병의 원인을 주로 외부적 인자, 즉 세균이나 바이러스라고 보아 치료 방법도 이를 제거하는 데 주력해 왔다. 그러나 한의학은 질병의 발생 요인을 주로 사람의 기운, 즉 정기(正氣)가 허약해져서 사기(邪氣)를 방어하지 못하기 때문이라고 생각하고 정기의 보강에 주력하였다. 한의학에서는 주로 인체의 저항 능력이 약화하여 질병이 발생한다고 본다. 예를 들면, 감기의 경우 병균이 인체에 침입하였더라도 그에 대한 저항력이 강하다면 병이 일어나지 않으나, 몸이 약하여 저항력이 떨어지면 미약한 병균일지라도 인체에 침입하여 질병을 일으킨다는 것이다. 또 어느 질병의 발생을 단순히 몸 일부분에 국한된 것으로 보지 않고, 몸 전체의 생리적인 부조화, 즉 인체 내의 음과 양의 불균형으로 보고 있다.

개개인의 체질에 따라 질병을 치료함으로써 서양의학으로 치료하지 못하는 질환을 잘 다루는 우수성에 있다. 그중에 '사상의학'이라는 분야가 있다. 예를 들어, 우리는 일상생활 속에서 사람마다 각기 특이한 점들을 발견하게 된다. 똑같은 식탁에서 같은 음식을 먹더라도 어떤 사람은 식중독에 걸려 두드러기가 나거나 소화가 안 되어서 두통을 일으키고 구역질하지만 어떤 사람은 아무렇지도 않다. 이러한 예는 약물에서도 마찬가지로, 어떤 사람에게는 좋은 작용을 하는 보약이기도 하지만 다른 사람에게는 부작용을 초래하기도 한다.

감기에 걸렸을 때 땀을 내서 병을 치료하는 발한(發汗) 요법의 일종인 한증이나 사우나로 감기가 낫는 사람이 있는가 하면, 땀을 내면 오히려 기운이 빠지면서 증세가 더욱 심해지고 마침내 천식에 걸려 고생하는 사람도 있다. 봄에서 여름까지는 몸이 노곤하여 쩔쩔매다가도 찬 바람이 불고 가을로 접어들면 생기가 도는 사람이 있는가 하면, 가을부터 혈압이 오르는 사람도 있으며, 또 이와 반대인 사람도 있다. 이러한 사람마다 차이를 관찰하여 각각 독특한 질병의 진행 과정 즉 체질 의학이라는 '사상의학(四象醫學)'으로 정립시켜 만들었다. 이는 이제마(李濟馬) 선생의 「동의수세보원(東醫壽世保元)」에 근거를 두고 있으며, 사람의 성정(性情)에 따라 태양인(太陽人), 태음인(太陰人), 소양인(少陽人), 소음인(少陰人)으로 분류하여 치료한다. 또한 한의학에서는 병이 발생하기 전에 막는 예방의학적인 측면에서 체질을 중요시하고 있다.

출처: 대한한의사협회

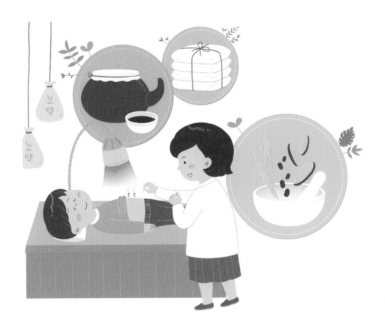

우리나라 한의학의 발자취

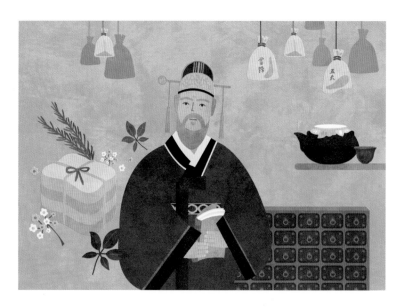

문헌 기록에 따르면, 한의학이 우리나라에 최초로 전파된 연대는 삼국시대이며, 561년(고구려 평원왕 3) 오나라의 지총(知聰)이 『내외전 內外典』, 『약서 藥書』, 『명당도 明堂圖』 등 164권을 고구려에 전한데서 비롯되었다고 한다. 『내외전』, 『약서』, 『명당도』는 당시 중국의 중요한 의약서였으며, 고조선시대 이래의 원시적 민족 고유의 의학과 삼국시대에 유입된 원시 한의학이 상호융합되어 삼국시대·통일신라시대·고려시대·조선시대를 거치면서 변천하여 오늘날에 이르렀다. 따라서 오늘날의 한의학은 5000년 민족 역사와 함께 성장해온 우리 민족 고유의 의학으로서 토착화된 상태이다.

한의사 신분의 변동과정은 고구려의 시의(侍醫), 백제의 의박사(醫博士), 고려의 판사(判事)·감(監)·박사(博士)·시어의(侍御醫)·상약(尙藥)·직장(直長)·태의(太醫)·의정(醫正) 등의 직분 명이 있었고 사회적으로는 상위(上位)의 신분이었다. 조선시대에 이르러서는 유교를 국교로 숭상하였던 영향으로 의학·천문·지리·산수·공예 등 예기 부문의 학문은 학술의 주류에 참여하지 못하고 잡학(雜學)의 일지(一枝)로서 겨우 국가의 권장을 유지하였을 뿐이었다. 이와 같은 어려움 속에서도 조선의 한의사들은 중국과 구별되는 독자적인 학문체계인 '동의학(東醫學)'을 개발하여 국민의료에 이바지하였다. 특히 한의사 허준(許浚)은 『동의보감 東醫寶鑑』을 저술하여 민족 고유의 한의학을 독창적으로 체계화하여 조선 한의사의 우수성을 세계만방에 과시하였다.

갑오개혁 이후 서양 문물이 들어오면서 모든 행정 및 교육제도를 서의학(西醫學)에 의존하고자 하였으나 종래의 전통 의학인 한의학의 장점을 또한 무시할 수 없어 서의과학교(西醫科學校)와 함께 한의과학교를 병행하여 설립하였다. 갑오개혁 이후에도 여전히 한의인 전의(典醫)들을 중심으로 하여 운영되었다. 일제강점기에는 의학 분야가 당시 독일 의학의 영향을 받고 있던 일본 의학에 지배되어왔으며, 한의사는 의생(醫生)으로 격하되었다. 1945년 광복 후, 한방 의학이 근대과학적으로 연구돼야 할 의의가 인정되어, 1953년 4월에 건국 후 처음으로 한의과대학이 설치되었으며, 1955년 3월 약학과를 병설하면서 동양의약대학으로 개칭되었으며, 그 뒤 전국 여러 대학에서 한의사를 양성하고 있다.

출처: 한국민족문화대백과사전

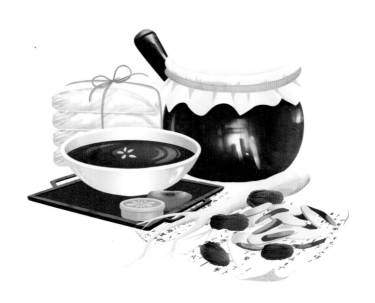

한의대에서 배우는 과목

한의사를 배출하는 대학에서는 대체로 예과 2년과 본과 4년의 6년제 교육과정을 채택하고 있다.
원광대학교 한의과대학의 교과과정을 소개한다.

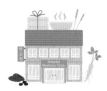

예과 1학년

- 한의학개론: 한의학이 어떤 체계로 이뤄져 있는지 총괄적으로 보여주고, 한의학과 그 배경이 되는 지식에 대한 기초를 쌓는 과목
- 한의학 한문: 한문으로 쓰인 고전 문헌을 읽고 해석할 수 있는 능력을 기르고 기초적인 한의학 지식을 배우는 과목
- 한의학 용어: 한의학 용어에 대한 개념을 정립하고 기초적인 한문 지식을 쌓는 과목
- 경서강독: 사서삼경 중 대학의 원문과 주석을 강독하여 동양철학을 이해하는 과목
- 기초중국어: 중국어 발음과 기초적인 문법부터 기초회화를 배우는 과목
- 의학용어: 의학 분야에 쓰이는 전문 용어를 배우는 과목
- 일반화학: 자연과학의 기초가 되는 화학의 전반적인 개요와 기초이론을 이해하기 위해 배우는 과목
- 일반생물학: 생물에 대한 기본적인 개념을 이해하고 생명현상을 명확하게 이해하기 위해 배우는 과목
- 일반화학실험: 화학의 전반적인 내용에 대해 간단한 실험을 통해 원리와 개념을 이해하기 위해 배우는 과목
- 일반생물학실험: 일반생물학에서 다루는 내용을 좀 더 깊이 있게 이해할 수 있도록 실험을 수행하여 배우는 과목
- 영어 회화: 원어민 교수님께서 진행하시며 영어 회화를 위해 개설된 과목

예과 2학년

- 해부학: 예과 2학년의 꽃, 인체의 형태와 구조, 각 기관의 연관관계를 다루는 학문
- 해부실습: 해부학에서 배운 내용을 토대로 직접 사람 해부 실습
- 조직학및실습: 인체의 구조를 현미경을 사용하여 형태학적으로 연구하는 학문
- 원전학: 장부총론과 장부조분의 원문과 조문을 해석하여 장부의 한의학적 개념을 이해. 황제내경을 통하여 한의학 지식을 습득하고 독해 능력을 향상
- 의학사: 한국 의학사를 이해하고 한의학의 미래에 대해 고민해 볼 수 있는 과목
- 각가학설: 주요 의가들의 의학사상을 살펴보면서 한의학의 역사적인 안목을 기를 수 있는 과목

- 동양철학: 중국 철학자들의 사상을 이해하면서 당시의 시대적 상황 및 사회적 배경을 탐구하는 과목
- 약용식물학: 약용식물의 기원, 성상, 학명, 산지, 성분, 약리, 효능 등을 이해하는 과목으로 본초학 및 방제학의 선행과목
- 한의학생활중국어: 중의학과 관련된 서적을 열람할 때 필요한 독해 실력과 기본적인 중국어 회화를 학습하는 과목
- 발생학: 사람의 정상적인 발생 분화와 성장 과정, 선천성 기형의 발생 기전을 이해하는 과목
- 유기화학: 유기화학의 기본 개념과 반응 메카니즘을 이해하는 과목

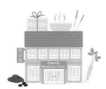

본과 1학년

- 원전학: 예과 때에 이어 한의학 기초이론의 토대를 이루는 황제내경이나 경악전서 등과 같은 원전을 접하는 과목
- 본초학: 한의학에서 질병을 예방하고 치료하는 데 사용되는 식물, 동물, 광물 등을 총칭하여 본초라고 한다. 성분을 위주로 하는 현대 의약품과는 달리 그 약물이 가지고 있는 본래의 성질, 형태 등을 파악하여 한의학적 이론을 근거로 임상에 응용한다
- 본초학실습: 본초학 과목에서 학습한 개별 약물에 대해서 외부 및 내부 형태를 육안 또는 현미경과 이화학적인 방법을 통하여 관찰하고 확인하여 진품과 위품을 판별할 수 있는 능력을 배양
- 한방생리학: 간, 심, 비, 폐, 신 다섯 가지의 기능이 발현하여 인체생리를 구성하며 이러한 장상계를 통한 생명현상을 연구하는 학문
- 경혈학 총론: 한의학에서 인체를 해석하는 중요한 체계 중 하나인 경락과 경혈을 학습함으로써 생명현상을 이해하고, 이를 바탕으로 진단, 생리, 병리 현상의 정확한 해석과 원활한 임상 응용의 이론적 근거를 마련하기 위한 과목
- 예방의학및실습: 예방의학은 인간을 질병으로부터 예방하고 해로운 환경요소를 제거하여 수명을 연장하고 정신적 및 신체적 효율을 증진하는 학문
- 양방생리학및실습: 생리학이란 생명체가 지닌 다양한 현상들을 물리적, 화학적으로 연구하는 학문
- 생화학: 생체물질의 특징, 정상 혹은 질병 상황에서 생체물질의 대사, 유전정보의 유지 및 발현, 분자 수준에서의 질병의 병태생리와 치료를 공부하는 과목
- 경혈학: 경혈학에 대한 모든 내용을 학습
- 경혈학 실습: 경혈학 때 배운 내용을 토대로 직접 실습해보는 과목
- 미생물학: 미생물에 대한 기본적인 지식을 습득하는 과목
- 면역학: 인체 면역계의 구성 및 기능에 대해 배우는 학문
- 통합의학: 여러 동서양의 보완대체의학을 소개하는 강의

본과 2학년

- 한방병리학: 한의학 중에 질병의 원인, 발병, 병기 그리고 변증에 관련된 영역
- 본초학
- 본초학실습
- 경혈학
- 경혈학 실습
- 양방병리학: 병리학(Pathology)은 질병의 이치를 연구하는 학문
- 양방병리학실습: 양방병리학 시간에 배운 특정 질병에 대해 조직학적인 특징을 배우고 현미경 등으로 관찰해보는 과목
- 상한: 장중경이 쓴 傷寒論(상한론)과 金匱要略(금궤요략)에 관한 내용을 학습하는 과목
- 방제학: 한의학적 학문 기반을 토대로 치료 처방을 설정하고 기본 처방의 구성원리, 주치, 효능, 작용기전에 대해 학습
- 방제학실습: 방제학 때 배운 기본 처방의 약물 구성과 포제 등에서 자세히 탐구하고, 실습으로 직접 탕약을 달이고 맛을 볼 수 있는 과목
- 약리학및실습: 한약을 포함한 약물의 성질과 효능이 생체에 대한 상호작용을 다루는 과목
- 의료법규: 장래 의료인으로서 의료법을 비롯해 지역보건법, 국민건강보험법 등의 제도를 이해하는 과목.
- 응급의학: 급성질환이나 손상으로 인한 신체의 이상에 대한 응급진료를 담당하여 환자의 생명을 구하고 회복시키는 의학의 독립된 분야
- 한방진단학: 기초의학을 마치고 임상의학을 공부하는 가교가 되는 과목
- 한방재활의학: 근골격계에 발생하는 동통질환, 재활치료를 요하는 마비질환, 양생과 비만 등 식이요법을 요하는 질환을 연구하는 학문
- 사상의학: 사상의학의 소개를 위한 과목
- 영상의학: 영상의학의 분야와 역할을 숙지하는 과목
- 침구학: 침구요법이란 음양오행, 경락학설, 장상학설 등 동양의학의 기초이론을 근거로 하여 체표 상의 일정한 부위에 물리적 자극을 주어 질병을 예방, 완화, 치료하는 분야
- 의료정보학: 컴퓨터와 네트워크를 기반으로 하는 정보시스템을 의료와 관련된 진료 및 학술 또는 병원 행정 분야에 활용하는 방법에 대하여 배우는 과목
- 예방한의학: 한의학 측면에서 한의학의 예방의학적인 특징과 이론을 규명하고 실제적 활용을 다루는 과목

본과 3학년

- 한방간계내과: 간질환의 병인, 병리, 증상, 변증을 이해하고 이론적, 임상적 지식을 습득하는 것이 목표
- 한방심계내과: 한의학 기본 이론에 따른 장부·기관 및 현상의 구조와 생리 그리고 이와 관련된 질환의 병인, 병기, 진단치료 등에 대하여 규명하는 학문
- 한방비계내과: 소화기관의 다양한 난치병의 치료율을 향상하는 한의학적인 진단과 치료에 관해 공부
- 한방폐계내과: 폐계내과학은 모든 종류의 호흡기 질환과 알러지성 병증, 흉통 등에 관하여 학습하고 연구하는 학문

- 한방신계내과: 이 과목을 통해서 비뇨기학, 노인의학, 내분비학, 근골격계질환을 다루며 새로운 한의학적 치료 방법을 모색
- 침구학
- 한방외관과학: 외관과학은 안과·이비인후과·피부과 질환에 대해 한의학적으로 병인, 병리, 치료방법, 치료처방 등에 관해 연구하는 학문
- 한방진단학
- 한방부인과학: 한의학적 이론에 근거하여 여성의 해부, 생리, 병리 및 임상 과정의 특수성을 파악하여 여성 특유 질병의 치료에 관하여 연구하는 분야
- 한방소아과학: 소아의 특징을 이해하고, 소아의 질환을 진단하는 사진법과 성장과 발달의 과정을 이해하고, 소아의 성장에 필요한 영양소요량과 소아 영양법, 질병의 예방을 위한 예방소아과학과 소아의 심리적 문제에 대한 개요를 학습
- 한방재활의학
- 사상의학
- 한방신경정신과학: 한의학의 기초이론을 토대로 신경과학 및 정신과학의 해부 및 생리, 병인, 병기, 진단과 치료 그리고 예방과 보건을 다루는 임상 학문
- 온병학: 온병의 병인, 병리, 발전변화규율 및 변증 시치 등을 전문적으로 연구하는 학문
- 방제학
- 진단검사의학: 바이러스의 감염, 항생제 내성 문제, 분자생물학적인 진단 확진과 역학조사를 하는 학문
- 양방진단학: 의사가 환자의 이상 상태를 정확히 파악하여 이를 기초로 적절한 처치를 결정하기 위한 근거를 얻는 과정을 학습하는 학문
- 추나의학: 시술자의 손과 지체의 다른 부분을 사용하거나 보조기기 등을 이용하여 인체의 생리적, 병리적 상황을 조절함으로써 치료 효과를 거두는 임상 학문

본과 4학년

- 한방부인과및실습: 한방부인과학에서 학습한 내용을 바탕으로 부인과 및 산과 질환 환자를 진단 치료하는 능력을 배양하는 것이 목표
- 침구과학및실습: 침구학은 주로 한의학의 근골격계 질환, 마비, 통증과 관련된 질병의 원인과 진단 및 치료를 연구하는 분야
- 한방간계내과및실습: 한방간계내과학에서 학습한 내용을 바탕으로 간담도계 질환, 혈액 및 조혈계 질환, 영양대사 질환, 중독성 질환 환자를 진단 치료하는 능력을 배양하는 것이 목표
- 한방심계내과및실습: 한방심계내과에 대한 제반적인 이해를 바탕으로 실습으로 임상에서 각종 관련 질환에 대해 분명한 진단과 치료원칙을 세우고 응용할 수 있는 임상 능력을 배양
- 한방비계내과및실습: 비장질환의 병인, 병리, 증상, 변증을 이해하고 이론적, 임상적인 지식을 습득
- 한방폐계내과실습: 한방폐계내과학에서 배운 내용을 바탕으로 폐계내과질환을 가지고 있는 환자를 진단하고 치료하는 방법을 배우는 것이 목표

- 한방신계내과및실습: 임상 실습을 통하여 한의학적인 신의 개념과 배뇨기전, 배뇨장애, 요로질환, 비뇨기 기형, 신장질환과 성기능장애 및 성기질환 등을 이해하고, 이론적, 임상적 지식 습득
- 한방소아과및실습: 소아에게 발생하는 질환을 진단하는데 필요한 전반적인 지식을 얻게 하여 임상의 기틀
- 한방외관과학및실습: 안과, 이비인후과, 피부과 질환에 대해 한의학적 치료에 관한 지식 습득 및 임상적인 치료 실기
- 한방재활의학및실습: 한방재활의학에서 학습한 내용을 바탕으로 동통, 마비질환 및 식이요법을 요하는 환자를 진단하고 치료하는 능력을 배양
- 한방신경정신과학및실습: 뇌, 중추신경계, 말초신경계의 다양한 신경계 질환 및 인간에 대한 인식과 정신 현상(神)및 정신질환에 관하여 학습
- 사상의학및실습: 사상의학의 기본 이론을 학습한 후 임상진단 및 치료를 수행할 수 있는 능력을 배양
- 졸업(시험, 작품)논문
- 임상특강: 각 임상 과목의 복습을 통한 이론을 이해
- 임상실습: 1차 의료기관에서의 실무경험을 통하여 졸업 후 임상에 활용할 수 있도록 대비하며, 졸업 후 필요한 사항을 사전에 습득하여 미리 준비할 수 있도록 방향을 제시

출처: 원광대학교 한의과대학

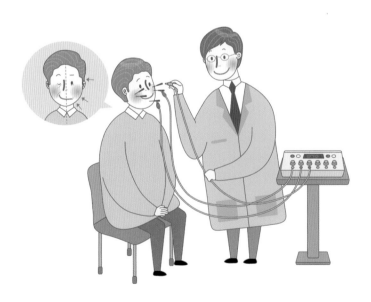

사상의학(四象醫學)

　사상의학은 동무 이제마(A.D. 1837-1900) 선생이 지으신 동의수세보원(東醫壽世保元)에 근거한 우리나라 고유의 의학이며, 환자의 진단 치료 섭생에 있어서 기존의 한의학과는 다른 생리 병리관을 가지고 있다. 사상의학에서는 질병을 진단하고 치료할 때 태양인, 소양인, 태음인, 소음인의 네 가지 체질을 먼저 구별하고 이후 체질과 질병의 연관성을 살핀 후 치료에 임한다. 우선, 그의 저서「동의수세보원」의 사단론(四端論)에는 이러한 구절이 있다.

　"太少陰陽之臟局短長 陰陽之變化也 天稟之已定 固無可論 天稟之已定之外 又有短長而 不全其天稟者則 人事之修不修而 命之傾也 不可不愼也"

　즉, 사람의 본성은 날 때부터 이미 정해져 있으므로 그 체성(體性)의 장점과 단점이 사람의 수양 여부에 따라 수명이 결정되며, 사람의 노력 여하에 따라 다름을 말하고 있다.

　사상의학은 하늘의 구조와 인체의 구조가 일치함을 전제로 하여 하늘로부터 받은 희로애락의 성(性) 작용에 따라 인체의 부위별로 지니게 되는 능력과 천수(天壽)를 누리기 위하여 이 희로애락의 성(性)과 정(情)이 어떻게 나타나느냐에 따라서 태소음양인(太少陰陽人)으로 구분하여 의학에 도입한 것이다.

　폐가 크고 간이 작은 사람(肺大而肝小者)을 태양인, 간이 크고 폐가 작은 사람(肝大而肺小者)을 태음인, 지라가 크고 신장이 작은 사람(脾大而腎小者)을 소양인, 신장이 크고 지라가 작은 사람(腎大而脾小者)을 소음인으로 이름하여 네 가지로 나누었다. 사상의학에서는, 이런 사상인의 병리와 생리가 각각 다르다는 것을 제시하면서 희로애락의 성(性)과 정(情)의 편차에 따라서 다르게 나타나는 것을 말하고 있다. 즉, 질병의 원인을 외부 환경의 변화에서 찾기보다는 인간관계에서 나타나는 여러 경우에서 자기의 본성을 잘못 다스렸을 때 나타나는 것으로 보았으며, 태양인과 소양인은 지나치게 슬퍼하고 노여워하는 것, 태음인과 소음인은 지나치게 기뻐하고 쾌락에 빠지는 것이 질병을 일으킨다고 보았다.

사상의학에 따른 체형

사상의학에서는 각 체질에 따라 성격, 외형, 질병에 반응하는 증세, 평소의 섭생 방법이 다르며,

이에 따른 생리, 병리, 치료 및 예방관리가 체질에 따라 다르게 접근하여야 하는 것으로 본다. 또한 사상체질에서는 인간의 정신적인 희로애락(喜怒哀樂)의 성정(性情)이 육체에 영향을 준다고 보고 있다. 그래서 '질병은 감정의 급격한 변화로 오는 것이므로 마음의 변화를 조심〔暴怒深哀, 暴哀深怒, 浪樂深喜, 浪喜深樂〕하라'고 하였다. 다시 말하면, 사상의학은 모든 병의 원인을 마음에서 찾는 '성정의학(性情醫學)'으로, 그 바탕을 철저하게 인간의 심리상태의 불안정에 두고 있다.

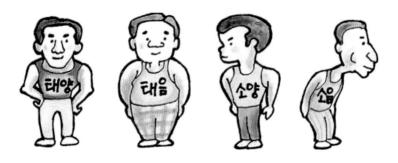

체질 진단 기준

외모로 체질을 구별하는 방법

* 태양인(太陽人): 용모가 뚜렷하고 살이 적으며, 머리가 큰 편이고, 목덜미가 실하다. 가슴 윗부분이 잘 발달하고, 다리는 위축되어 보이고 서 있는 자세가 불안하여 하체가 약하여 오래 걷거나 오래 서 있는 걸 힘들어한다.

* 소양인(少陽人): 가슴부위가 충실하고, 엉덩이 부위가 빈약하여 앉은 모습이 외롭게 보인다. 하체가 가벼워서 걸음걸이가 날쌘 편이다.

* 태음인(太陰人): 키가 크고 체격이 좋고 골격은 건실하고, 목덜미의 기세가 약하고 살이 찌고 체격이 건실하다. 허리부위의 형세가 충실하여 서 있는 자세가 굳건하다.

* 소음인(少陰人): 전체적으로 체격이 작고 말랐으며 약한 체형입니다. 앞으로 수그린 모습으로 걷는 사람이 많고 가슴둘레를 싸고 있는 자세가 외롭게 보이고 약하고. 엉덩이 부위는 큰 편이다. 소음인의 외모와 태음인의 외모는 비슷한 점이 있으므로 주의해야 한다.

심성(心性)으로 체질을 구별하는 방법

* 태양인(太陽人)

과단성 있는 지도자형이나 독재자형으로 사회적 관계에 능하고 적극적으로 남들과 교통한다. 일이 잘되지 않으면 남에게 화를 잘 낸다. 급박지심(急迫之心)이 있으며 항상 앞으로 나아가려고만 하고 물러서지 않는다. 용맹스럽고 적극적이며 남자다운 성격이다. 제멋대로이고 후회할 줄 모른다. 독선적이고 계획성이 적으며 치밀하지 못하다.

* 소양인(少陽人)

굳세고 날래며 일을 꾸리고 추진하는데 능하다. 일을 착수하는데 어려워하지 않는다. 행동거지가 활발하고 답답해 보이지 않으며 시원시원하다. 너무 쉽게 일을 벌이다 보니 문제가 생길까 두려워한다. 성격이 급하고 매사에 시작은 잘하지만, 마무리가 부족하다. 벌여 놓은 일을 잘 정리하지 않고 일이 잘 추진되지 않으면 그냥 내버려 둔다. 다른 사람을 잘 도우나 집안일에는 소홀하다. 이해타산이나 공사의 구분 없이 기분이나 감정에 따라 일을 처리하게 된다.

* 태음인(太陰人)

꾸준하고 침착하여 맡은 일은 꼭 성취하려고 한다. 행정적인 일에 능하고 어떤 어려움이 있더라도 쉽게 포기하지 않는다. 결말짓지 못하면 못 견뎌 한다. 어떤 일을 해보기도 전에 겁을 내거나 조심이 지나치면 아예 아무 일도 못 한다. 보수적이어서 변화를 싫어한다. 밖에서 승부를 내지 않고 안에서 일을 이루려 한다. 가정이나 자기 고유의 업무 외엔 관심이 없다. 자기 일을 잘 이루고 자기 것을 잘 지키는 모습은 좋지만 자기 것에 대한 애착이 지나치면 집착이 되고 탐욕이 된다.

* 소음인(少陰人)

유순하고 침착하다. 사람을 잘 조직한다. 세심하고 부드러워 사람들을 모으는 데 유리하고 작은 구석까지 살펴 계획을 세우는 편이다. 작은 일에도 걱정을 많이 하여 소화가 되지 않고 가슴이 답답해진다. 내성적이고 여성적이다. 적극성이 적고 추진력이 약하다. 생각이 치밀하고 침착하다. 개인주의나 이기주의가 강하여 남의 간섭을 싫어하고 이해타산에 얽매인다. 내성적이고 소극적이어서 안일에 빠지기 쉽고 모험도 꺼려서 성취할 기회를 놓치는 경우가 많다.

병증으로 체질을 구별하는 방법

* 태양인(太陽人)

- 완실무병 : 소변량이 많고 잘 나오면 건강하다.

- 대병 : 8~9일 변비가 되면서 입에서 침이나 거품이 자주 나면 대병이다.

- 중병 : 열격증, 반위증, 해역증

* 소양인(少陽人)

- 완실무병 : 대변이 잘 통하면 건강하다.

- 대병 : 하루라도 대변을 못 보면 대병을 의심한다.

- 중병 : 대변을 2~3일 못 보아도 가슴이 답답하고 고통스러우면 중병. 대변을 못 보면 가슴이 뜨
         거워지는 증세를 보인다.

* 태음인(太陰人)

- 완실무병 : 땀을 잘 배출하면 건강하다.

- 대병 : 피부가 야무지고 단단하면서 땀이 안 나오면 대병이다.

- 중병 : 설사병이 생겨 소장의 중초가 꽉 막혀서 안개 낀 것처럼 답답하면 중병이다.

* 소음인(少陰人)

- 완실무병 : 비위의 기운이 약하지만 제대로 움직여 음식의 소화를 잘하면 건강합니다.

- 대병 : 허한 땀이 많이 나오면 대병

- 중병 : 설사가 멎지 않아서 아랫배가 얼음장같이 차가우면 중병

출처: 대한한의사협회

침구술

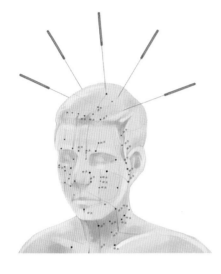

침구술은 침과 뜸을 사용하여 인체의 각종 질병을 치료하는 동양 고유의 의술을 일컫는다.

동양 의학적 질병 치료 방법은 크게 약물 치료법과 침구 치료법 및 물리요법 등으로 나누어진다. 침구라는 말은 침과 뜸이라는 뜻이다. 즉 침은 끝이 뾰족하고 날카로운 도구를 의미하는바 인체 표면을 기계적으로 자극하는 데 사용되며, 뜸은 불로 지진다는 뜻이 있는바 쑥잎 등을 짓찧어 만든 솜 모양의 뜸쑥에 불을 붙여 인체 표면에 온열자극(溫熱刺戟)을 가하여 각종 질병 상태를 정상으로 회복시키고자 하는 데 사용된다.

◆ 기원

침구술은 동양인들이 수천 년 이래 질병과 싸운 경험의 총괄로 이룩된 것이다. 원시사회의 인류는 질병의 고통으로부터 해방되고자 주위 자연에서 쉽게 구할 수 있는 뾰족한 돌이나 불의 따뜻한 열기 등을 이용하여 본능적으로 아픈 부위를 자극하거나 찜질하게 되었으며, 이러한 원시적 의료경험이 축적되는 과정에서 어떤 법칙적 현상이 있음을 발견하게 되었다. 예컨대, 신체 표면의 일정 부위를 자극하면 어느 체표(體表) 또는 내장(內臟)의 질병을 치료할 수 있다는 하나하나의 경험들이 축적되어 경락이론(經絡理論)이 형성되었으며 이 이론에 의하여 침구술이 차츰 체계화되었다. 기원전 3, 2세기경에 저작된 동양의학의 원전인『황제내경 黃帝內經』에 의하면 침은 동방과 남방에서, 뜸은 북방에서 각기 유래하였다고 하였다. 여기에서의 방위는 중국을 기준으로 한 것으로, 동방지역은 소금과 물고기가 많이 나는 해안지역이라 사람들이 이를 즐겨 먹음으로써 종기와 유사한 병이 많이 생기니 침[砭石]으로써 그 병을 치료함이 마땅하였고, 북방지역은 고원지역으로 바람이 거세고 기후가 한랭하여 이로

인한 병이 잘 생겨 뜸[灸灼]으로 치료함이 마땅하였다. 우리나라의 옛 이름이 해동(海東)·동국(東國)이었던 점에 비추어 동방이란 곧 우리나라를 침의 발상지로 보는 견해도 있다.

◆ 이론적 배경

침구술의 기초이론은 경락학설(經絡學說)이다. 경락학설은 한의학적 기초이론 중의 하나로 인체의 상하·내외 등 각 부분이 경락이라는 어떤 체계적인 선(線)에 의하여 서로 연결되어 상호작용하고 반응한다는 이론이다. 인체 표면의 반응점과 침 자극 시 환자에게 나타나는 방사성감각(放射性感覺)과의 상호관계에 기초를 두어 발전된 이론이다. 어느 내장 또는 어느 한 부위에 병이 있으면 인체 표면의 일정한 부위에 압통(壓痛) 또는 피부색의 변화, 결절(結節) 등의 상태가 나타나며 이러한 각종 증후와 치료상 얻어지는 효과를 관찰하여 인체에는 여러 가지 법칙적 현상이 있음을 발견하게 되었다. 예를 들면, 내장기능에 병리변화(病理變化)가 발생하면 전신 또는 체표에 여러 가지 다른 증상과 특징의 반영이 나타나고, 각개 장기(臟器)의 질병은 상호 영향을 미치며, 질병의 전변(傳變)과 발전에도 일정한 과정이 있다는 등의 사실을 알 수 있게 되었다. 장기간에 걸친 이러한 의료 실천 경험의 축적을 통하여 감성적 인식으로부터 이성적 인식으로 발전됨으로써 경락학설이 정립되었다. 경락학설에 의하면 인체에 경락계통이 있으며, 이로써 하나의 질서정연하고 통일된 유기체를 구성하게 된다는 것이다. 경락에는 주된 줄기와 가지가 있어서 내부로는 장부(臟腑)에 연속되고, 외부로는 눈·코·입·귀·혀 등 오관칠규(五官七竅)와 사지백해(四肢百骸)에 분포되어 전신을 그물과 같이 연락하여, 기혈(氣血)을 운행시키면서 체내와 체표에 유주(流注)하고 있다. 경락학설은 인체 각 부분의 연관관계를 설명하여 동양의학의 통합체라는 관점을 구현하고 있다. 침구술의 임상(臨床)에서는, 경락을 변별(辨別)하고 혈위(穴位)를 선정하며 자법(刺法)을 운용하고 기혈을 조정함에 있어서 경락이론이 그 기초가 된다. 경락은 인체의 이상을 반영하는 작용을 한다. 인체에 만약 어떤 발병 인자가 침입하여 장부의 정상기능이 손상되어 질병이 발생한 경우, 경락은 인체 각 부분과 밀접한 연관을 맺고 있으므로 경락이 통과, 연락된 체표의 일정 부위를 자세히 살펴 안압(按壓) 하는 등의 방법으로 여러 가지 이상 변화를 발견할 수 있다. 경락은 침입한 발병 인자나 침구 자극 등을 전도(傳導)하는 작용을 한다. 경락은 발병 인자의 침입에 대하여 전도 작용을 해, 체표에 침입한 발병 인자는 경락을 통하여 내장으로 전입되고, 내장 간의 경락 연관으로 하나의 내장에서 다른 내장으로 전입하는데 이를 '병사(病邪)의 전변(傳變)'이라 한다. 경락 또는 내장이 그 기능을 실조(失調)하였을 때, 체표의 일정 혈위를 침이나 뜸으로 자극함으로써 경락이 그 치료성 자극을 관계있는 부위와 내장으로 전도할 수 있다. 그래서 인체의 기기(氣機)가 조절 기능을 발휘하여 기혈의 운행을 원활하게 하고 영위(榮衛)가 조화되어 질병을 치료하게 된다.

◆ 침구의 작용

경락은 인체의 내외·상하·좌우를 그물과 같이 서로 연결하여 하나의 조화된 생명현상을 유지해 나가고 있으며, 이 경락의 경로상에 있는 치료점, 즉 경혈(經穴)을 침 또는 뜸으로 자극함으로써 경락의 기능을 앙양시켜 치료 작용을 나타낸다. 경락은 기혈이 운행되는 통로이고, 기혈은 인체 생명 활동의 기초가 되므로 침구 치료를 통하여 기혈순환을 조정하고 장부조직(臟腑組織)의 활동을 정상화하여 질병을 예방·치료한다.

◆ 침의 종류

예로부터 침치료에 사용된 9침(九鍼)이 있다. 9침은 참침(鑱鍼)·원침(圓鍼)·시침(鍉鍼)·봉침(鋒鍼)·피침(鈹鍼)·원리침(圓利鍼)·호침(毫鍼)·장침(長鍼)·대침(大鍼)의 아홉 가지이다. 요즈음에는 이 가운데 몇 가지만 사용하고 있고, 특히 참침·피침 등은 외과용 수술도와 흡사한 것으로 보아 예전에는 외과 절개수술에 사용되었던 것이 아닌가 여겨진다.

참침은 얕게 찌르는 침도구로서 후세인들이 전두침(箭頭鍼)이라 칭하기도 하였다. 원침과 시침은 인체 표면을 안마하거나 안압하는 침도구이다. 봉침은 오늘날의 삼릉침(三稜鍼)이며 사혈(瀉血)하거나 낙맥(絡脈)을 사(瀉)하는 데 쓰였다. 피침은 후세인들이 검침(劍鍼)이라 칭하며 외과용 해부도로 썼다. 원리침도 외과용이며 근년에는 형태가 바뀌어 소미도(小眉刀)로 만들어 사혈하는 데 썼다. 호침은 9침 가운데 주체로서 응용범위가 가장 넓으며 오늘에 이르기까지 자침요법(刺鍼療法)의 주요 도구이다. 장침은 호침을 길게 한 것이며 후세인들이 환도침(環跳鍼)이라 칭하였다. 대침은 호침을 굵게 한 것이며 가열 후에 자침(刺鍼)하는 것을 화침(火鍼)이라 칭하였다.

◆ 치료 방법

침치료법에는 전침요법(電鍼療法)·수침요법(水鍼療法)·기침요법(氣鍼療法)·약물이온혈위도입법(藥物ion穴位導入法)·분구침요법(分區鍼療法)·피부침요법(皮膚鍼療法)·도침요법(陶鍼療法)·시침요법(鍉鍼療法)·피내침요법(皮內鍼療法)·망침요법(芒鍼療法)·자락요법(刺絡療法)·온침요법(溫鍼療法)·

화침요법(火鍼療法) 등이 있다. 구치료법(灸治療法)에는 직접구법(直接灸法)과 간접구법(間接灸法)이 있다.

- 전침요법은 혈위에 감응이 있고 난 뒤에 침상에 전류를 통하여 전기자극을 이용함으로써 경락혈위(經絡穴位)의 작용을 통해서 질병을 치료하는 방법이다.

- 수침요법은 자침과 약물을 결합한 일종의 신요법(新療法)으로 경락학설의 원리에 의하여 관계있는 혈위를 선정하여 자침한 뒤에 약물을 주입함으로써 침과 약물의 동시효과를 노리는 침법이다.

- 기침요법은 소독한 공기를 주사기로 혈위에 주입하여 그 공기가 흡수되는 과정 중 일정 시간의 점위자극(點位刺戟)을 이용해서 경락의 기능을 조정함으로써 질병을 치료하는 방법이다.

- 약물이온혈위도입법은 직류전기의 전해 작용과 직류전기에 의하여 생체에 도입된 약물의 작용을 결합한 방법이다.

- 분구침요법은 인체의 어느 한 부분을 이용하여 전신의 장기 및 기관을 각 소분구(小分區)에 대응시켜 치료하는 방법으로 수침(手鍼)·족침(足鍼)·이침(耳鍼)·비침(鼻鍼)·두침(頭鍼)·면침(面鍼) 등의 방법이 이에 속한다.

- 피부침요법은 동시에 많은 수의 침을 피부에 얕게 자(刺)하는 방법으로 피자요법(皮刺療法)이라고도 한다.

- 도침요법은 자기편(磁器片) 또는 도기편(陶器片)을 침도구로 하여 인체 표면의 특정 부위를 얕게 자해서 치료하는 방법으로 주로 옛날에 많이 사용되었다.

- 시침요법은 고대의 9침 중의 하나인 시침으로 경락혈위의 피부 표면을 안압 하는 데 사용하여 질병을 치료하는 방법으로 근래에는 추침(推鍼)이라고도 한다.

- 피내침요법은 고대의 자침유침법(刺鍼留鍼法)에서 발전한 것이다. 피내침은 특별히 제작한 작은 침을 혈위의 피부 내에 자입(刺入)하여 비교적 장시간 내버려 두므로 매침(埋鍼)이라고도 칭한다.

- 망침요법은 고대의 9침 중의 장침에서 발전한 망침을 사용하여 깊게 자입하는 방법이다. 사용 전에 충분한 연습과 국소의 완벽한 해부학적 지식이 요구되며 사용에 신중해야 한다.

- 자락요법은 자혈요법(刺血療法)이라고도 하는데, 삼릉침·소미도·피부침 등을 써서 인체 표면의 얕은 혈관을 자파(刺破)하여 소량의 혈액을 방출시켜 질병을 치료하는 방법이다.

- 온침요법은 호침을 자입한 뒤 침 꼬리에 뜸쑥을 부착하여 이를 연소시켜 온도를 가하는 치료법이다.

- 화침요법은 번침요법(燔鍼療法) 또는 수침요법(焠鍼療法)이라고도 칭하는데, 특별히 제작한 굵은 침을 가열하여 일정 부위에 자입하여 치료하는 방법이다.
- 직접구법이란 뜸쑥을 피부 표면에 직접 놓고 점화하여 완전히 연소시키는 방법이다.
- 간접구법이란 생강·마늘·부자 등의 절편(切片)을 매개체로 피부 표면에 올려놓고 그 위에 뜸쑥을 점화시켜 치료하는 방법이다.

◆ 현대 침구술

침술은 고대 석기시대의 돌침인 폄석(砭石)에서부터, 구술(灸術)은 인류가 불을 사용할 줄 알게 되면서부터 시작되어, 청동기·철기시대를 거쳐 오늘날에 이르기까지 인류 과학문명 발달과 더불어 꾸준히 발전을 거듭하여 왔다. 이러한 변천과정을 살펴보면 침 또는 뜸 도구의 발전과 치료 방법의 발전으로 나누어진다. 근년에 이르러서는 짧은 침을 피하에 장기간 매장해 두는 피내침(皮內鍼)을 비롯하여, 압정 모양의 침을 귓바퀴에 고정치료하는 이침(耳鍼), 침치료시 수기(手技)에 의한 기계적 자극을 전기 또는 자기의 자극으로 대치시킨 전침(電鍼) 및 자기침(磁氣鍼), 전류를 이용하여 직접 치료부위를 자극하는 전기흥분요법, 약액의 작용과 결합하여 발전시킨 수침요법(水鍼療法), 멸균한 공기를 혈위에 주사하는 기침요법(氣鍼療法)이 사용되고 있다. 그리고 이온의 성능을 이용하여 혈위에 약물을 도입하는 약물이온혈위도입법, 전기에너지를 빛에너지로 전환해 적외선이나 자외선을 혈위에 조사하는 혈위조사법(穴位照射法), 레이저광선의 효능을 침구술에 도입시켜 개발한 레이저침, 외과수술법과 결합시켜 발전된 도침요법(挑鍼療法), 할치요법(割治療法), 혈위천선(穴位穿線)·매선(埋線)·결찰요법(結紮療法) 등 각종 방법이 개발되었다. 한편, 구술 또한 그 연소재료에 따라 또는 구법(灸法)에 따라 개량, 발전되어 뜸쑥을 이용하는 애구(艾灸)를 비롯하여 각종 도구를 이용한 통구(筒灸)·온통구(溫筒灸) 및 일광구(日光灸)·약물발포구(藥物發疱灸) 등 다양해졌다. 이처럼 새로운 침구요법의 개발로 현대의 침구술은 점차 그 치료 영역이 확대되어 가고 있다. 특히, 침술마취에 대한 보고는 침구술에 대한 가장 높은 관심의 대상이 되고 있으며, 이 밖에도 금연(禁煙)·비만 등 새로운 침구효과에 대한 보고들이 계속 발표되고 있다. 동양의학 고유의 침구술이 현금에 이르러서는 전 세계적인 관심의 초점이 되어 서양의학의 단점을 보충한 새로운 의학이나 제3의 의학의 탄생을 겨냥한 활발한 연구가 세계 곳곳에서 진행되고 있다.

출처: 한국민족문화대백과사전

한의사 관련 기관

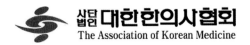

한의학의 연구 발전을 위하여 설립된 학술단체.

대한한의사협회는 한의학의 발전과 국민 건강증진을 위해 설립된 한의사 관련 사단법인이다. 국민 보건 향상과 사회복지 증진에 기여하고 한의학술의 발전과 회원 간의 친목을 도모하며 한의사의 권익옹호사업과 의료질서 확립에 이바지함을 목적으로 한다. 1898년 대한제국 당시에 설립된 대한의사총합소(大韓醫師總合所)를 토대로 1952년에 대한한의사협회가 출범하였다. 1963년에 대한한의학회를 창립하여 회보(會報)를 간행하고 대학교육과정을 6년제로 인가받았다. 1967년에 한의사 협보(協報)를 발행하였고, 1973년에 세계침구학술대회를 개최하였다. 1974년에 전국한의학학술대회를 열었으며, 1975년에 보건사회부 내 한방 담당관실을 설치하였다. 1986년에 한의학(漢醫學)을 한의학(韓醫學)으로 개칭하고, 1987년에 한방의료보험을 전국적으로 실시하였다. 또 세계보건기구(WHO)에서 침구 용어 표준화 한국 방안을 채택시켰다. 1988년에 한방군의관 제도를 확립하고, 1991년에 국립의료원에 한방진료부를 개설하였으며, 1994년에 한국한의학연구소를 개소하였다. 1996년에 한방정책관실, 1999년에 국회 및 정부종합청사 내 한의 진료실을 설치하였다. 2002년에 한의사 전문의를 배출하고, 군의관 및 공중보건의사를 배치하였다. 2003년에 대통령 한방주치의를 배출하였고, 2005년에 허준박물관을 개관하였다. 2008년에 한의학전문대학원을 개원하고, 2009년에 세계전통의학대학협의회를 창립하였다. 대한한의사협회는 한의학 발전과 학술연구, 한의료 기관의 기준 연구 및 개선, 한의학의 국제교류, 기관지·학술지·한의학 서적 발간 등 다양한 활동을 전개하고 있다. 이원화된 의료체계 안에서 한 축을 담당하는 한의학과 한의사를 위한 사단법인으로, 학문의 발달과 인류의 건강을 위해 다양한 정책과 지원방안을 마련하고 있다.

한국한의학연구원

한의학 분야의 정부출연 연구기관.

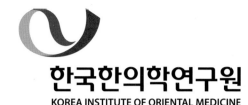

한의학 기반의 원천기술연구와 과학화·표준화 연구, 그리고 기초이론 및 임상 연구를 수행하고 있다. 과학기술정보통신부 국가과학기술연구회(NST) 산하의 연구기관이다. 한의학, 한방의료 및 한약의 육성·발전에 관한 사항을 전문적이고 체계적으로 연구함으로써 국민보건향상에 기여하며, 더 나아가 한의학의 세계화를 통해 인류건강에 이바지함을 설립목적으로 한다.

1994년 10월 한국한의학연구소법에 따라 한국한의학연구소가 설립되었고, 1997년 한국한의학연구원으로 개칭했다. 1999년 '정부출연 연구기관 등의 설립·운영 및 육성 등에 관한 법률'이 제정됨에 따라 국무총리실 산업기술연구회 소속이 되었으며, 2004년 대전 대덕연구단지에 입주했다. 2006년 과학기술부 기초기술연구회로 소속이 변경되었고, 2008년 교육과학기술부 기초기술연구회 소관이었다. 2013년 미래창조과학부 기초기술연구회에 소속되었다가 2014년에 미래창조과학부 국가과학기술연구회로 변경되었다. 2017년에 과학기술정보통신부 국가과학기술연구회 소관이 되어 현재에 이르고 있다.

연구원은 한의학의 과학화 및 원천기술개발과 한의 인프라에 기반한 공공지원을 주된 기능으로 삼고 있다. 이를 위해 한의학 전통 이론의 과학화, 한방 진단·진료기술의 표준화, 한약 평가 및 한약제제 개발, 한의학 기반 융합기술개발 추진과 함께 한의학 학술정보 서비스, 한의학 정책 수립지원, 한약 안정성 검사 및 인증 서비스, 한의 연구개발 인프라 구축 등을 추진하고 있다. 조직으로는 원장, 부원장, 연구총괄부장 아래 한의기반연구부, 임상연구부, 한의약융합연구부, 미병연구단 등이 있다. 한의학 및 한약의 육성·발전에 필요한 연구개발의 핵심 기관의 역할을 담당하면서 한의학의 과학화·표준화를 강화함으로써 전통 의학을 보편화하고 새로운 성장 산업으로 끌어낼 수 있는 기반을 구축하였다.

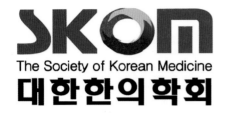

한의학의 연구를 통하여 한의학의 발전을 기하고 국민 보건 향상에 이바지하기 위하여 1952년 서울에서 설립되었다. 1952년 「국민의료법」이 제정되면서 한의사단체로 사단법인 대한한의사협회가 결성되고, 동시에 한의학에 대한 학술교류를 위하여 대한한의학회가 발족되었다.

학회 발족과 더불어 국내 한의사들의 민족의학사상 고취와 임상기술 향상을 위하여 학술강좌·연구발표회·학술지간행 등의 사업을 전개하고 있다. 설립 초기 임상강좌·임상정보 등을 팸플릿 형식으로 발행하면서 학회를 운영하였으나, 1963년부터 매년 2회씩 학술지 『대한한의학지』를 간행해오고 있다. 한편, 1974년 10월 제1회 전국한의학학술대회를 개최한 것을 시작으로, 매년 9월 전국 각 시·도지부를 순회하면서 학술대회를 개최하고 있으며, 이 학술대회는 학회가 그해 주제를 설정하고 학술프로그램을 편성하여 운영해오고 있다. 한의과대학 교육제도의 발전에 따라 한의학회의 활동도 점차 다변화되어, 현재는 한의학회 산하 기구에 전문분야별로 한방내과분과학회·한방부인과분과학회·한방소아과분과학회·침구분과학회·한방신경정신과분과학회·한방안이비인후과분과학회·한방생리분과학회·한방병리분과학회·본초분과학회(本草分科學會)·원전의사분과학회(原典醫史分科學會)·한방물리요법분과학회 등 11개 분과학회가 결성되어, 각 분과학회는 그들대로 각종 세미나·학술세미나 등을 수시로 개최하고 있다.

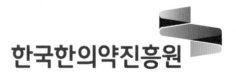

진흥원은 한의약 육성법에 따라 설립되었으며, 한의약 육성을 위한 기반 조성과 한의약 기술 개발 및 산업진흥을 통해 국민 건강증진과 국가 경제발전에 이바지함을 목적으로 한다.

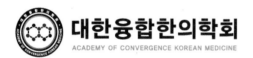

대한예방한의학회
Society of Preventive Korean Medicine

1997년 설립된 대한예방한의학회는 한의학과 의학의 원리와 방법론을 기반으로 한 개인과 인구집단의 건강증진과 질병 예방을 위한 교육, 연구 활동을 체계적으로 수행하고 있다. 예방한의학 분야가 담당하는 영역은 양생학, 의학기공학을 비롯하여 역학, 의료관리학, 직업환경의학, 의학통계학, 보건법규 등으로서, 연 3회의 전문 학술지 발간과 연 2회의 학술대회를 통해 이들 영역의 학문적 성과들을 집적, 공유, 확산시키고 있다. 인구 고령화로 인한 질병 구조의 변화와 감염성 질환의 증대, 한의약 제도 개선을 뒷받침할 임상적 근거 구축의 중요성이 대두되면서, 예방한의학 분야의 교육과 연구에 대한 사회적 중요도와 학회의 역할은 더욱 커지고 있다.

대한융합한의학회
ACADEMY OF CONVERGENCE KOREAN MEDICINE

융합한의학회의 신조는 '한의학과 현대과학의 융합을 기반으로 새로운 진단 및 치료 기술을 연구하는 학술단체'다. 한의학과 현대과학의 이론을 한 방향으로만 해석하지 않고 양방향, 융합적으로 해석하여 이를 통해, 혁신 한약제제를 개발하고, 새로운 틀의 표준진단 체계를 구축하고 있다. 학회에서는 국소지방분해약침, 아토피외용제 등 한의원에서 사용할 수 있는 신규제제를 개발 중이며, 회원들의 뜻에 따라 계속해서 새로운 제형, 제제를 연구, 보급해 나갈 계획이다.

대한암한의학회

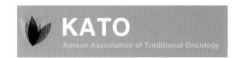

대한암한의학회는 1994년 한의학 이론을 바탕으로 한 암 치료에 뜻을 같이하는 회원들을 중심으로 창립되었다. 암의 임상적인 치료와 연구를 체계화하여 학문적 토대를 더욱 굳건히 하고 회원들 간의 상호 교류를 통해 한의학 암 분야의 발전을 도모한다. 초대 회장으로 류기원 회장이 취임하여 임원진을 구성하여 활발한 학술 활동을 시작하였다. 대한암학회는 한의학을 통한 암 치료를 임상으로 충실히 수행하고 또한 많은 논문 발표와 연구 활동으로 지속적인 학술 활동을 하고 있다.

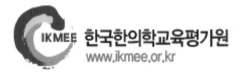

한국한의학교육평가원

한국한의학교육평가원(韓國韓醫學敎育評價院, Institute of Korean Medicine Education & Evaluation; 한평원 또는 IKMEE)은 국민 의료복지의 증진과 국민 보건 향상에 이바지하기 위한 의료 서비스의 질적 향상을 위하여 전문 의료인력의 육성, 배출 및 관리 등 한의학교육과 관련한 연구, 개발 및 평가와 인증을 수행하기 위하여 설립된 재단법인이다.

○ 연혁

- 2004년 10월 7일 재단법인 한국한의학평가원 창립총회

- 2005년 6월 23일 재단법인 한국한의학평가원 법인설립 허가 (보건복지부)

○ 주요 업무

- 한의학교육 평가인증 및 한의학교육 연구를 통한 한의학교육 평가인증제도의 질 향상

- 대한민국 한의학대학 및 한의학대학원 평가인증 기획·실행 및 평가 수행

- 한의학교육 및 평가와 관련한 기관과의 협의

- 한의학교육 및 평가인증제도의 질을 개선하고 향상할 수 있는 연구 수행

- 평가자의 전문성 제고를 위한 교육프로그램 개발

한의사 관련 도서와 드라마

관련 도서

음양이 뭐지? (어윤형, 전창선 저/ 와이겔리)

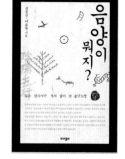

젊은 한의사가 쉽게 풀어 쓴 음양오행 중 음양편『음양이 뭐지?』 이 책은 동양의 세계에 관해 탐구한 저자들이 보내는 일반 독자를 위한 동양학 입문서이다. 다양한 예시를 통해 동양학을 처음 공부하거나 다시 시작하고자 하는 사람들, 대학에서 한의학을 공부하려는 학생들에게 음양오행을 쉽고 재미있게 소개한다.

이 책에 따르면 음양오행은 해가 뜨고 달이 지고, 우리가 밥 먹고 음악 듣고 잠자는 등 일상의 모든 현상에 대한 동양적인 풀이이다. 또한 나와 주위를 새로운 시각으로 볼 수 있는 쉽고 재미있는 과학이다. 음양을 이해하면 결국 인간을 이해할 수 있다. 하늘과 땅, 그 가운데에 인간이 있다. 음양을 통해 삼라만상의 이치를 깨닫고 천지의 뜻을 좇는 자가 바로 인간이다.

음양편에서는 1장 〈잃어버린 원을 찾아서〉와 2장 〈우주를 낚는 그물〉을 통해 왜 우리가 음양을 배워야 하는가 하는 당위성을 이야기하고, 3장 〈세상을 보는 음양의 눈〉에서는 '짝이 있는 우주', '홀로 있는 우주', '밝혀지는 우주'의 순서로 음양이 가지고 있는 숨은 뜻을 풀이한다. 그리고 〈나는 누구인가〉를 마지막으로 하여 인간에게 실제로 적용되는 음양을 밝힌다.

우주변화의 원리 (한동석 저/ 대원출판)

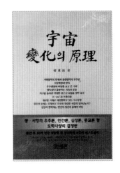

이 책은 음양오행의 원리를 다루고 있다. 음양오행은 자연과 인간의 이치를 밝히고자 했던 선철(先哲)들 노력의 산물이다. 오늘날 과학 문명에 밀려서 미신으로까지 치부되기도 했지만 최근 뜻있는 학인(學人)들이 이 학문의 세계에 많이 뛰어들고 있어 미래를 밝게 해주고 있다. 사실 음양오행설이 세상과 멀어지게 된 가장 큰 이유는 그 심오한 논리와 극도의 난해함에 있다. 누구나 일정한 공부를 하면 이해할 수 있는 과학과 달리 음양오행설은 웬만한 경지에 오르지 않으면 그 명함도 내밀기 어렵다. 선공부의 경지보다 더 어렵다고 할 만하다. 이 방면의 최고봉인 소강절 선생의 책이 우리나라에서 아직 한 권도 출간되지 않은 것을 보아도 쉽게 알 수 있다. 한동석 선생의 이 책도 난해함으로 악명이 높다. 동양학도라면 누구나 경모(敬慕)하지만 감히 다가서기 어려운 그러한 자리에 놓여있었다. 더구나 한글세대들이 판치는 최근에는 더더욱 경외(敬畏)의 대상이 되고 말았다. 이에 대원출판사에서는 30년 전 출간된 과거의 판본을 과감히 한글세대에 맞게 고치고 몇몇 잘못된 부분을 고치고 조판을 새롭게 하여 세상에 내놓게 되었다.

동의보감, 몸과 우주 그리고 삶의 비전을 찾아서 (고미숙 저/ 북드라망)

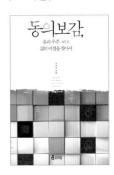

고전 평론가 고미숙이 동양철학과 서양철학을 넘나들며 인문학적으로 새롭게 읽었던『동의보감, 몸과 우주 그리고 삶의 비전을 찾아서』책이 개정판으로 출간되었다. 저자는 뛰어난 인문학적 사고력으로 기존의 텍스트를 재해석해 나가면서 현대인의 생활 습관은 물론 우울증과 공허감에 곧잘 사로잡히는 심리상태와 우리 시대의 지식 배치 등에 관해서 신선한 시각으로 말해준다. 의학과 인문학이 따로 있지 않다는 것, 그리고 그 둘이 함께 있을 때 우리 안의 치유본능을 끌어낼 수 있다는 점을 저자는 지적하면서 "몸과 삶과 생각"이 하나 되는 삶으로 나아갈 수 있다고 주장한다. 또한, 이것을 앎이 곧 운명이라고 역설하고 있다. 이러한 의미에서 볼 때,『동의보감』은 단순한 의학서가 아니라 그 탄생 자체부터 삶의 방식과 직결되어 있다. 또한, 모두가 양생의 지식을 누릴 수 있다고 저자는 강조하면서 "내 안의 치유본능을 깨워 자기 삶의 연구자가 되자."라고 주장한다.

흐름의 철학 경락 (이혜정, 인창식 공저/ 자유아카데미)

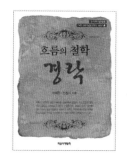

    최근 동서양 의학계에서는 몸에 대한 기계적이고, 물질적인 관찰법에서 점차 자연적이고, 인간적이면서 유연한 보살핌의 차원으로 변화되는 새로운 진료 패러다임 구축 논리에 관심이 쏠리고 있다. 즉, 단순 치료만이 아닌 조화와 균형의 섭생, 흐름, 소통, 공감의 정신을 바탕으로 자연과 인체, 몸과 감정, 의사와 환자 사이에서 상호작용이 존재함을 인식한 결과이다. 이러한 모든 원리와 사회적 흐름을 바탕으로 한의학의 경락학적 관점에서 바라보는 우주와 세계는 어떤 모습이며, 몸의 경락을 중심으로 발전된 이론들이 주변의 삶 속에 어떻게 투영되어 있는지 등을 생각하면서, 건강과 행복을 간절히 추구하는 우리 모두에게 그 작은 해결의 실마리가 되었으면 하는 마음에서 쓴 책이다.

내 체질 사용설명서 (이병삼 저/ 청홍)

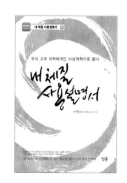

    『내 체질 사용설명서』는 조선말의 의학자 동무 이제마 선생이 그의 사상의학서 《동의수세보원》에서 주창한 우리나라 고유의 '사상체질의학'을 근간으로 하여 누구나 건강하게 장수할 방법을 제시한 책이다. 사람의 체질을 태양·소양·태음·소음의 네 가지 타입인 사상으로 나누고, 이를 스스로 정확히 판별하는 방법을 알려준다. 아울러, 체질별로 자주 오기 쉬운 병증의 예방법 및 치료법, 심신수양법, 각 체질에 맞는 식이요법 등을 쉽고 자세하게 풀어낸다.

    이 책의 앞부분에 수록된 '초간단 사상체질 판별표'를 보고 대략적인 자신의 체질을 유추한 후, 부록에서 제공하는 방법을 따라 해봄으로써 본인의 체질을 정확히 판별할 수 있다. 저자는 자신의 체질을 찾고 그에 맞는 식이와 섭생을 실천한다면 체질적 장점은 배가되고, 단점은 보완되어 진정으로 건강한 상태를 유지할 수 있다고 강조한다. 흔한 들풀이라도 자신의 체질에 맞으면 명약이 되어 심신을 건강하게 하는 이치를 설파한다.

몸, 한의학으로 다시 태어나다 (안세영, 조정래 공저/ 와이겔리)

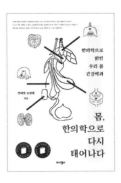

여러 가지 질병 관련 지식을 단순 나열하거나 어떤 식품이 건강에 이롭다는 식의 막연한 설명을 탈피하고, 한의학의 근본 원리 자체를 탐색한 한의학 건강서. 생소한 한자와 의학용어를 자세히 설명해 누구나 이해할 수 있게 조율하고, 한의학적 개념에 익숙하지 않은 독자들을 위해 일상적인 비유를 통해 재미있게 이야기를 풀어내었다. 650개가 넘는 각주를 통해 고진의 원문을 음미함과 동시에 우리를 즐겁게 하는 잡학 상식의 수준을 한층 더 높여준다.

한의사로서 환자들을 접하는 두 저자는 질병 치료와 건강 증진에 도움이 되는 내용만을 골라 60장으로 구성했다. 머리카락부터 얼굴, 눈, 귀, 코, 입, 치아, 목, 등, 가슴, 심장, 폐, 배꼽, 비장, 간장, 신장, 허리, 자궁, 수족, 피부, 체질 등 우리 몸 전체의 성질을 알아보며 환자를 치유하는 방법을 소개했다. 고질병인 피부병부터 생명을 위협하는 중풍과 암에 이르기까지, 소우주인 우리 몸의 성질을 알아보며 생활 속에서 실천할 수 있는 건강생활 습관을 기르도록 했다.

한의학과 심리학의 만남 (김태형, 양웅모 저/ 세창출판사)

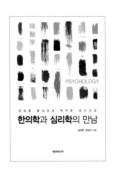

허준은 동의보감에서 "사람의 질병을 치료하고자 한다면 그 사람의 마음을 먼저 치료하라"라고 전한다. 이는 마음을 잘 다스리지 못하면 신체의 각 장기가 손상되며, 장기는 뇌와 연결되어 있기에 결국 뇌도 손상된다는 것이다. 한의학과 심리학을 거의 극과 극에 서 있는 학문이라고 생각하는 많은 사람의 일반적인 견해와는 반대로, 여기에서 우리는 마음의 병을 치료하는 심리학이 동양철학 그리고 그것에 기초하고 있는 한의학과 상당히 유사한 철학적 토대를 지녔다는 사실을 알 수 있다. 이 책에서는 이렇듯 공통의 토대를 지닌 한의학과 심리학이 만나 정신건강에 대해 말한다. 정신장애의 직접적인 원인은 감정 이상이므로 정신장애의 설명, 진단, 치료에서 감정을 중심에 두어야 한다. 한의학 역시 '칠정상'이라 하여 감정으로 인한 신체 손상을 언급하고 있으며, 이는 심신의학으로서의 한의학 고유의 특성이기도 하다. 이 책을 통해, 정신장애 혹은 마음의 병을 심신일체론의 입장에서 공유하는 한의학과 심리학이 각각 서로를 어떻게 바라보고 있으며, 그것을 치료하기 위해서 어떻게 협력할 수 있는지를 발견하게 될 것이다.

한의학의 원류를 찾다 (장기성 저/ 청홍)

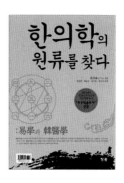

2009년도 대한민국학술원 기초학문육성 '우수학술도서 선정'. 중의학과 중국철학, 문헌학 분야의 당대 최고 권위자들을 사사하고 각 분야의 정수를 전수 받은 저자가《周易》과《黃帝內經》을 비롯한 각종 醫易(의역) 관련 문서들을 비교·분석하여 역학과 한의학 사이의 관계를 밝힌다. 역학과 의학의 기원에서 출발하여 氣(기), 陰陽五行(음양오행), 藏象(장상), 經絡(경락), 病證(병증), 運氣(운기) 등 한의 이론의 전반에 걸쳐 있는 한의학과 역학과의 관계를 서술하였다.

번역 또한 한의 원전학을 전공하는 교수들로 구성된 번역진에 의해 원서와 원전의 의미를 훼손하지 않고 정확히 옮겨지도록 최선을 다했다. 한의학을 전공하는 한의학도들에게는 한의학의 이론적 기초를 다지는 데 도움이 될 것이며, 연구자들에게는 한의 연구의 올바른 방향을 제시하고, 심도 있는 한의학 이론을 공부하려는 일반 독자들에게는 지식의 깊이와 폭을 더하는 데 도움이 된다.

몸의 역사 몸의 문화 (강신익 저/ 휴머니스트)

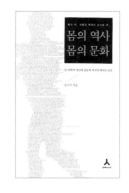

<몸의 역사, 몸의 문화>는 동양과 서양, 전통과 현대의 시선으로 '인간'과 '몸'에 대한 역사와 문화, 그리고 사상을 집대성한 책이다. 근대 이후 형성된 서양의 생물의학과 수천 년을 이어온 우리의 전통의학이 '몸'을 어떻게 보았는지 알아본다. 서양 의학과 동아시아 의학의 공통 관심사인 몸을 인간의 역사와 문화와 사상의 맥락에 놓고 살펴봄으로써, 그 차이들의 갈등과 조화를 드러내고 있다.

이 책은 질병이 발생하는 장소이자 그것을 잃는 주체이기도 한 몸을 존재론적으로 규명하고, 몸이 나타내는 다양한 현상들을 이해하며, 그 몸을 제어하는 규범을 제시한다. 먼저 동아시아와 유럽 의학의 차이를 의와 피직, 배움과 앎, 의술과 테크네, 덕과 아레테의 개념으로 나누어 그 기원을 추적하고 있다. 그리고 그 차이를 역사적으로 가로질러 그 사이에 무엇이 있었는지를 추적하며, 차이들을 극복할 수 있는 철학적 방안에 대해 탐색하였다

한의학 어떻게 공부할 것인가 (손영기 저/ 북라인)

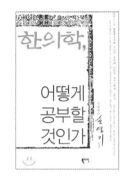

이 책은 그동안 한의대생 사이에서 화제가 되어 온 저자의 한의학 방법론에 대한 논문을 정리한 것이다. 저자는 먼저 한의학의 바탕 언어인 음양오행에 대해 재고찰하고 있는데, 이는 양진한치(洋診韓治)를 비롯한 현 한의계의 여러 문제가 이 근원적인 인식 틀을 상실한 데서 비롯되었다고 보기 때문이다. 이러한 문제 의식을 바탕으로 〈한의학 방법론〉에서 저자는 이 음양오행 언어에 튼튼히 뿌리를 내린 관(觀)의 형성을 특히 강조하고 있다. 이런저런 처방법만을 좇아 부유하지 않는, 의자(醫者) 자신의 진단하는 힘이 바로 여기에서 나오기 때문이다.

또한 불교의 유식(唯識)의 관점을 빌려 심침(心鍼)의 원리를 논한 〈유식론(唯識論)〉이나, 철학적 개념인 무극, 태극, 음양, 사상, 오행을 오로지 손 하나만을 관하며 설명한 〈수상론(手象論)〉, 저자 자신의 기철학과 변화의 이치를 논한 〈취상론(取象論)〉, 우주의 운동 원리를 통해 신체의 운동 원리를 논한 〈수승화강론(水升火降論)〉, 해토치법의 이론적 토대를 논한 〈토울론(土鬱論)〉은 모두 인체와 자연을 관찰하면서 다듬어 온, 한의학에 대한 저자 자신의 독특한 관(觀)이다.

관련 드라마

풍선껌 (2015년 10월 26일~2015년 12월 15일/ tvN)

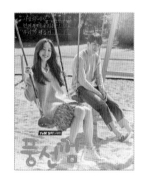

어릴 적부터 가족같이 지내던 소꿉친구 두 남녀의 순수한 사랑을 그린 천진난만 낭만 로맨스.

갖지 못한 걸 손에 넣기 전까지 행복할 수 없을까? 주인공 네 사람도 다르지 않다. 행아는 진짜 가족이 있으면 완전히 행복해질 것 같다고 생각한다. 리환은 엄마와 행아가 완전히 행복해지고 나면 마음껏 무책임한 여행을 떠날 거라고 꿈꾼다. 이슬은 내가 예쁘고 날씬했더라면 나를 둘러싼 모든 것이 지금과 달랐을 거로 생각한다. 석준은 늘 행아에게 그렇게 말했었다. 이번 일만 잘 끝내고 나면 그때는 시간이 날 거라고. 그런 그들에게 어느 순간 생각지도 못했던 새롭고 거대한 균열이 찾아온다.

허준 (1999년 11월 22일~2000년 6월 27일/ MBC)

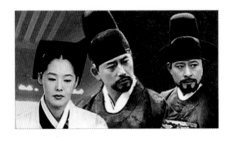

평안북도 용천군수 허륜의 서자인 허준은 미래가 없
는 왈패 생활을 하다가 우연히 반역죄인 이정찬 대감의
여식 다희를 만나 사랑하게 된다. 하지만 허준은 아픈
다희의 아버지에게 도움을 주기 위해 국법을 어기고 약
초를 밀무역하다 발각된다. 이에 허준의 생모는 허준의
목숨만은 살려달라고 생부에게 간청하자 결국 모자를 경상도 산음현으로 도망치게 한다. 허준은 다희
에게 함께 떠나자 설득하고 그들은 무사히 산음에 도착하여 그곳에서 새로운 삶을 시작한다. 그곳에
서 명의 유의태 밑에서 물지게를 지게 된 허준은 유의태와 예진의 도움으로 사람을 살리는 의술에 눈
을 뜨게 되고, 스스로 갈 길임을 깨닫고 간절히 의술의 발전을 갈망하게 된다. 의술을 지속해서 익히던
허준은 유의태를 통해 병자를 긍휼히 여기는 의원으로서의 기본자세와 인간에 대한 경외의 마음, 곧
인권 의식에 눈을 뜨게 되고 유의태의 의술에 다시금 감복하게 된다. 이후 유의태는 반위(위암)에 걸
려 죽음에 이르게 되지만, 허준의 의학적 발전과 백성을 이롭게 하길 원하며 그 당시 성리학적 정세로
는 받아들이기 힘든 몸의 해부를 유지로 남긴다. 이에 허준은 스승의 시신을 해부하게 된다.

마의 (2012년 10월 1일~2013년 3월 25일/ MBC)

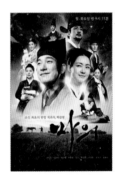

조선 후기 조선 현종 당시, 조선 최초의 한방 외과의(外科醫)로서 독보
적인 종기 치료로 '신의(神醫)'라는 호칭을 얻은 의관(醫官) 백광현(白光玹,
1625~1697)의 생애와 심오한 의학 세계를 드라마로 엮는다. 천민의 신분으로
마의(馬醫, 말을 돌보는 의사)에서 출발하여 명성을 얻고 뒤이어 내의원 의관
이 되고 어의가 되어, 한방(韓方) 의학계에 사상 최초로 "한방의 외과적 시술
(外科的 施術)"이라는 새로운 분야를 개척해 천하에 이름을 떨친 침의(鍼醫)
백광현!

백광현의 초반 의학 세계라고 볼 수 있는 조선 시대 가축의 질병을 다룬 수의학의 세계를 통해 인간
질병 치료와는 전혀 다른 새로운 내용을 보여줄 전망이다. 또한 '병자가 있는 곳이면 어디라도 간다'라는
좌우명 아래 가난한 백성들을 위해 평생 헌신적인 의술을 펼칠 백광현의 인술 휴머니즘을 통해 냉혹하
고 각박한 오늘의 의료 현실에 크나큰 경종을 안겨주려 한다.

제3병원 (2012년 9월 5일~2012년 11월 8일/ tvN)

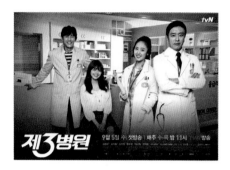

　현대의학과 한의학의 대결을 다루는 작품. 현대의학과 한의학의 대결을 다루는 작품으로 한국에는 존재하지 않는 양·한방 협진 시스템이 도입된 가상의 병원을 배경으로 두 사람이 벌이는 자존심 대결과 반목을 그려낸다.

크리스마스에 눈이 올까요? (2009년 12월 2일~2010년 1월 28일/ SBS)

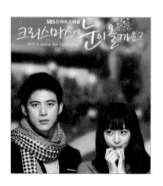

　오지랖 넓은 명랑 소녀 한지완과 술집 작부의 아들이라는 멍에를 지닌 차강진은 만나고 싸우고 운명적으로 끌리지만, 뜻하지 않은 사건으로 헤어진 뒤 다시 만나 사랑에 빠지는 멜로 드라마.

명불허전 (2017년 8월 12일~10월 1일/ tvN)

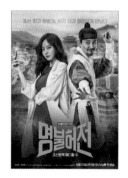

　조선 시대, '허임'은 의술은 만인에게 평등하다는 믿음으로 민초의 병을 고치는 한의사다. 천민 출신이라는 신분의 벽에 막히지만, 타임 스립을 해 현대의 대한민국으로 오면서 다른 세상이 펼쳐진다. 한편 현대의 대한민국, 한의를 믿지 않는 흉부외과의 '연경'은 '허임'과 얽히며 일상이 꼬이기 시작한다. 침을 든 조선 최고의 한의사 허임과 메스를 든 현대 의학 신봉자 외과의 최연경이 400년을 뛰어넘어 펼치는 메디컬 드라마다.

태양인 이제마 (2002년 7월 24~2002년 10월 31일/ KBS2)

조선 후기, 사상의학을 창안한 이제마의 일대기를 각색한 드라마.

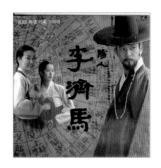

〈태양인 이제마〉의 주인공 이제마가 창시한 사상의학의 근간이 무엇인가? 사람의 체질에 따라 병의 증상과 치료 방법이 다르다는 것이다. 그동안 사상의학을 말로만 듣던 시청자에게 병자와 자신의 몸 상태를 비교할 기회를 제공하기도 한다. 여기에 선악의 성격이 분명한 주인공들의 애정담까지 곁들여 있어서 재미를 더한다.

병원선 (2017년 8월 30일~2017년 11월 2일/ MBC)

의료 환경이 매우 열악한 도서 지역에서 배를 타고 의료 서비스를 제공하는

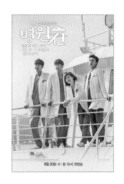

각기 다른 사연을 가진 의사들이 섬마을 사람들과 인간적으로 소통하며 진심을 처방할 수 있는 진짜 의사로 성장해 나가는 커뮤니케이션을 그린 휴먼 메디컬 드라마.

대장금 (2003년 9월 15일~2004년 3월 23일/ MBC)

대장금은 주인공 서장금이 폐비 윤씨의 폐위 사건 당시 궁중 암투에 휘말려 부모를 잃고 수라간 궁녀로서 궁궐에 들어가 중종의 주치의인 최초 어의녀(御醫女)가 되기까지의 과정을 그리면서, 그 가운데 주인공 장금의 성공과 사랑을 그리고 있다.

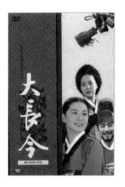